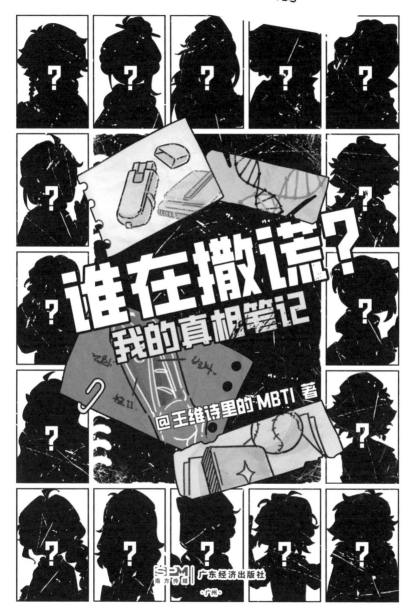

谁在撒谎？
我的真相笔记

@王维诗里的 MBTI 著

SPM
南方传媒

广东经济出版社
·广州·

图书在版编目（CIP）数据

谁在撒谎？我的真相笔记 / 王维诗里的MBTI著.
广州：广东经济出版社，2024. 8.（2024. 8. 重印）--
ISBN 978-7-5454-9372-6

Ⅰ. R395.6-49

中国国家版本馆CIP数据核字第2024J4W040号

责任编辑：蒋先润　李泽琳　曾常熠
责任校对：黄思健
责任技编：陆俊帆
封面设计：戴戴

谁在撒谎？我的真相笔记
SHUI ZAI SAHUANG？ WO DE ZHENXIANG BIJI

出　版　人：刘卫平
出版发行：广东经济出版社（广州市水荫路11号11～12楼）
印　　　刷：广东鹏腾宇文化创新有限公司
　　　　　　（广东省珠海市高新区唐家湾镇科技九路88号10栋）

开　本：787mm×1092mm　1/32	印　张：6.125
版　次：2024年8月第1版	印　次：2024年8月第2次
书　号：ISBN 978-7-5454-9372-6	字　数：127千字
定　价：59.00元	

发行电话：（020）87393830　　　　　编辑邮箱：346526778@qq.com
广东经济出版社常年法律顾问：胡志海律师　　法务电话：（020）37603025
如发现印装质量问题，请与本社联系，本社负责调换。

昨日，石榴大厦高层发生特大爆炸，16名在场人员受重伤，集体失忆。遗落在现场的，仅有一本匿名的笔记本。据调查，16名受伤人员为石榴集团的仿生人犯罪团伙成员。他们中仅有一名人类，只有找到他，才能阻止石榴集团的阴谋。

　　警方目前唯一的线索，就是这本笔记本。在有限的线索下，你能帮助侦探王元元和维基找到幕后主使吗？

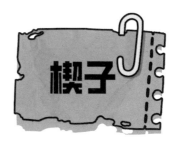

楔子

　　"这可不是一般的法制节目，这可是《王维诗里的法制节目》！"屏幕中的二人活力四射地开始了她们的开场白。我一边吃着速食意面，一边看着我最喜欢的节目《王维诗里的法制节目》。《王维诗里的法制节目》是一档人气很高的综艺节目，主持人王元元和维基是两名侦探，她们每天都会在节目中分析一起案件，有时候还会去实地考察案发地点，采访受害者或犯罪嫌疑人，看起来非常刺激。

　　窗外又开始窸窸窣窣地下起毛毛雨，一到下雨天，整个房子阴沉沉的。这样的雨天，似乎连时间都变得缓慢，整个世界都沉浸在一种压抑而阴沉的氛围中，让人感到浑身不舒服。这种时候，独自生活的人的孤独感会特别强烈，不过还好，我还有我的仿生人陪着我。脑中刚冒出一个是否该去厨房倒一杯水喝的想法，我的仿生人便给我倒了一杯水，她真的是我拥有过

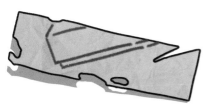

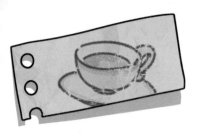

的最高级的仿生人，仿佛会读心术似的。顺便说句题外话，她长得也非常漂亮，看起来和人类一模一样，不像那些廉价的仿生人，脸上还有缝合线呢。

"今天，我们的主题是：石榴犯罪团伙！说得我好想吃石榴，哈哈哈哈！"主持人王元元依然和往常一样中气十足，很难想象，这么可爱的女生能发出如此雄厚的声音。除此之外，她绿色的外套也在屏幕中显得格外亮眼。(°▽°ʋ)

我手中的叉子顿了顿，这个内容实在是太吸引人了，不得不说，《王维诗里的法制节目》对于热点的嗅觉非常敏锐。最近各大新闻媒体对这16个犯罪嫌疑人组成的犯罪团伙的各种报道沸沸扬扬。据说，这个团伙擅长通过PUA来控制周围的人，达成他们的目的。

这个目的是什么？他们想统治世界！

"防止部分收看我们节目的观众对石榴犯罪集团不了解，我再稍微给大家介绍一下石榴集团的历史和警方透露的所有信息。"另外一位主持人维基相比王元元就显得冷静不少，"一位神秘人使用了自己的DNA制造了15个高级仿生人。这些仿生人从内到外都与人类无异，但是他们违背了仿生人被创造的意义——服务人类。这15个仿生人异常聪明，而且非常善于使用

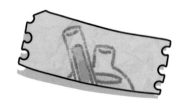

PUA去操控周围的人。渐渐地，这些仿生人渗透到了人类的社会中，并且取得了他们不该有的地位。"

　　这群仿生人要统治世界？我悄悄抬头看了一眼我的仿生人——许诺，她仿佛没有听到一般，继续做着自己该做的事情。下雨了，屋内的空气因连绵的雨而变得潮湿，墙壁上渗出一层薄薄的水珠，仿佛是墙壁在默默流泪，地板也隐隐泛着水光，走在上面能感觉到一丝黏腻。她需要把暖炉的火烧得更旺一些，这样我才不会因为雨天的潮湿而感到喉咙不适。如果我的仿生人也想通过PUA我来控制我呢？这个可怕的想法，让我不禁打了个寒战。

　　"本来他们应该可以一直隐瞒他们是仿生人这个秘密，说不定这样下去他们真的能统治全人类了。"王元元紧接着说道，"可是，一场爆炸案件意外地让这些仿生人全部失去了记忆，在露出马脚后被警方一网打尽。"

　　"这场爆炸案也十分蹊跷，目前案件还在调查中。不过，只要把犯罪嫌疑人都控制起来，应该就没有问题了吧？"王元元抬手翻阅起文件。

　　"问题可大了。这些人目前只是因为有嫌疑而被暂时拘留，如果无法找到他们犯罪的证据或者找出他们的幕后主使，最后也只能放了他们。"维基敏锐地在文件中圈出关键信息。

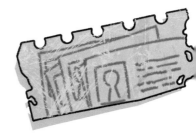

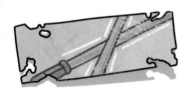

"他们中那个唯一的人类应该也在这次爆炸案中失忆了吧？直接找出这16个人中唯一的人类不就找到幕后主使了吗？"王元元开始进行她的头脑风暴，"毕竟只有人的DNA才能做出仿生人啊，那个和15个仿生人待在一起的人类一定是幕后主使！"

"这件事情可没这么简单，爆炸案中受伤的人类有许多，警察已经调用了全国所有的知名专家团队，通过DNA比对排查石榴集团真正的幕后主使。然而，目前比对仿生人的大脑芯片和DNA的技术还不成熟，要想找到真正的幕后主使还需要至少半个月的时间，但是可能在结果还没出来时，因为法律，警方就必须释放这16个犯罪嫌疑人了。"维基沉思着，手中的笔尖一下一下敲击着桌面。

"那么，我们作为优秀的侦探，也想为这个案件做出我们的贡献！"王元元突然放大音量，手夸张地挥来挥去，仿佛要起飞了。

维基清了清嗓子说道："我们通过几天几夜的调查，终于找到了一本疑似石榴集团幕后主使记录的PUA犯罪笔记！接下来，在等待警方破译出真正的幕后主使的每一天，我们将公开其中一章内容，和大家一起讨论分析究竟这16个人中，谁是真正的幕后主使！"

实时弹幕从屏幕的四方浮现出来：

真的假的？

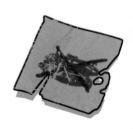

你们是警察吗?

这你们都能找到?

你们真的好强!

往常的节目中,维基一般都是很冷静的,今天难得看到维基这么亢奋,看来,她也真的认为这个题材会受到大家的喜欢关注。一低头,我才发现剩下的几口速食意面已经凉了,面条零零散散地耷拉在浆糊一般的番茄汁上,番茄汁冷却后变得黏稠,不再那么顺滑,附着在面条上,像是什么动物的内脏,看得我瞬间没有食欲了。我的仿生人也十分及时地给我续上了一碗刚做好的,并把这碗"动物内脏"意大利面端了下去。

"那么,请大家找一个舒服的位置坐好,我们的节目正式开始!今天,我们要分析笔记本中石榴集团的第一个成员——院长。"王元元与维基齐声说。

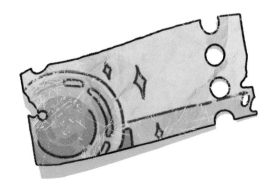

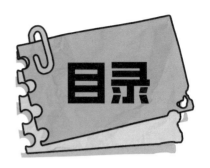

目录

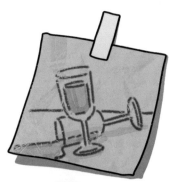

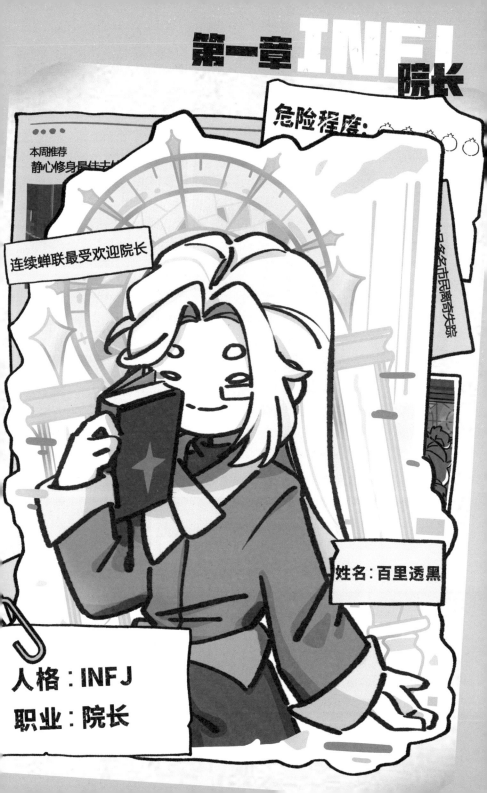

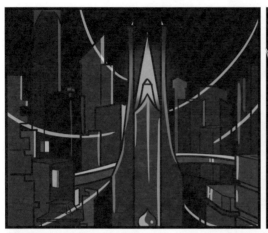

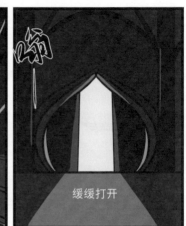

缓缓打开

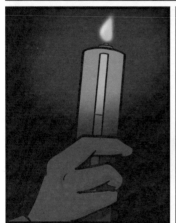

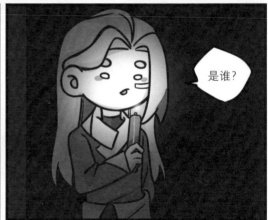

是谁?

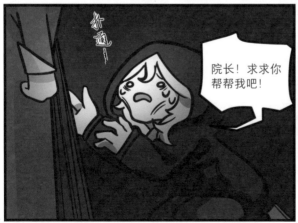

院长!求求你帮帮我吧!

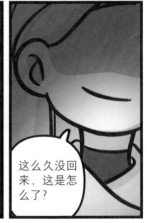

这么久没回来,这是怎么了?

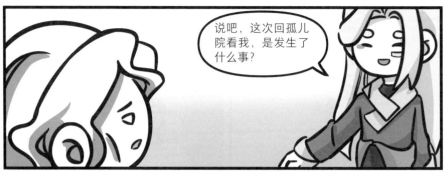

说吧，这次回孤儿院看我，是发生了什么事？

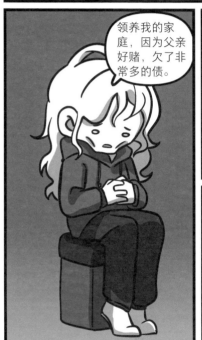

领养我的家庭，因为父亲好赌，欠了非常多的债。

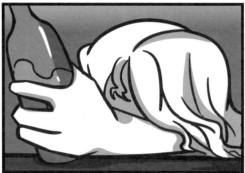

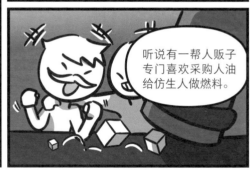

听说有一帮人贩子专门喜欢采购人油给仿生人做燃料。

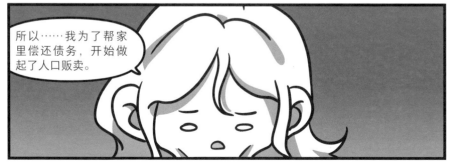

所以……我为了帮家里偿还债务，开始做起了人口贩卖。

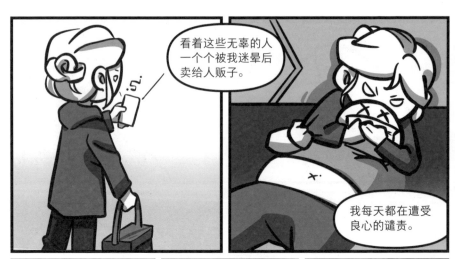

看着这些无辜的人一个个被我迷晕后卖给人贩子。

我每天都在遭受良心的谴责。

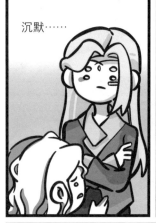

沉默……

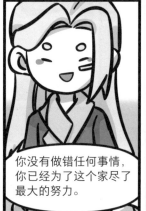

你没有做错任何事情，你已经为了这个家尽了最大的努力。

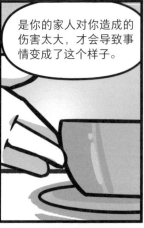

是你的家人对你造成的伤害太大，才会导致事情变成了这个样子。

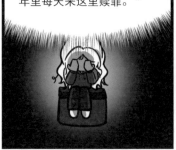

但是无论如何，你的罪孽已经太深了，需要在往后的一年里每天来这里赎罪。

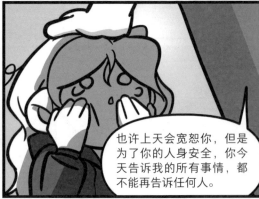

也许上天会宽恕你，但是为了你的人身安全，你今天告诉我的所有事情，都不能再告诉任何人。

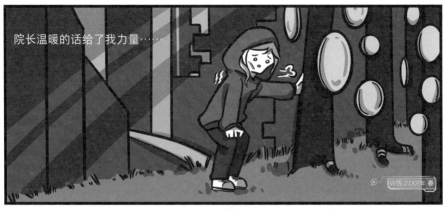

院长温暖的话给了我力量……

W历 21XX年 春

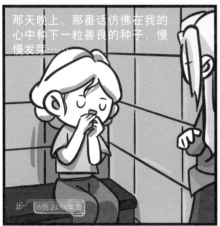

那天晚上，那番话仿佛在我的心中种下一粒善良的种子，慢慢发芽……

W历 21XX年 夏

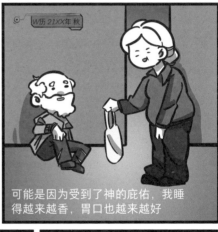

W历 21XX年 秋

可能是因为受到了神的庇佑，我睡得越来越香，胃口也越来越好

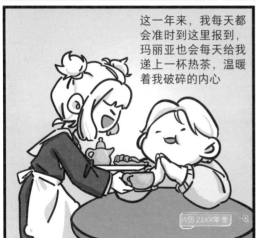

这一年来，我每天都会准时到这里报到，玛丽亚也会每天给我递上一杯热茶，温暖着我破碎的内心

W历 21XX年 冬

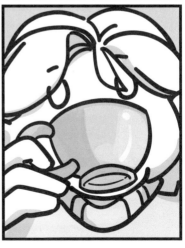

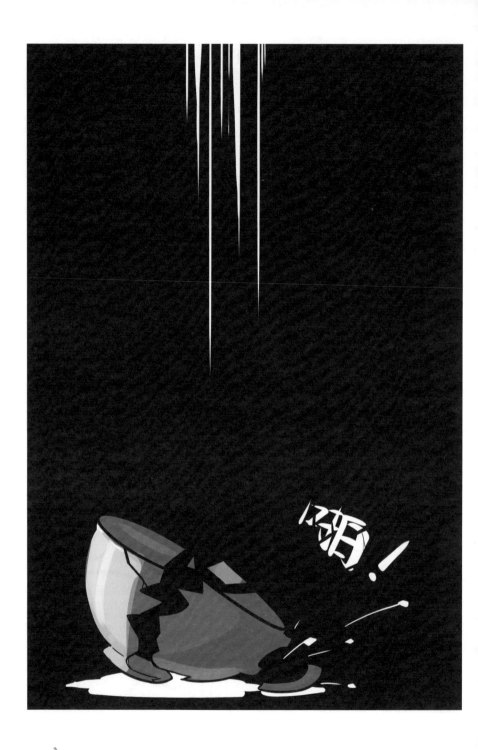

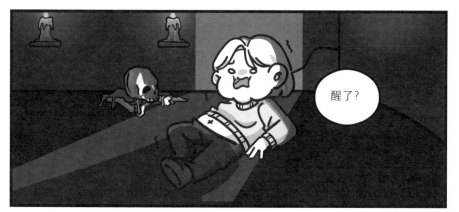

醒了?

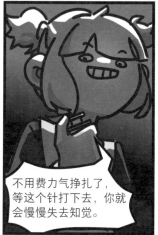

不用费力气挣扎了,等这个针打下去,你就会慢慢失去知觉。

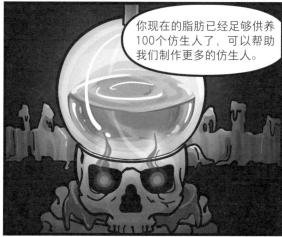

你现在的脂肪已经足够供养100个仿生人了,可以帮助我们制作更多的仿生人。

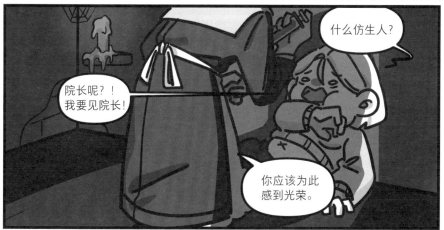

什么仿生人?

院长呢?!我要见院长!

你应该为此感到光荣。

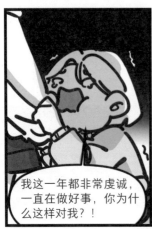

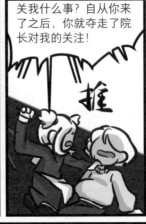

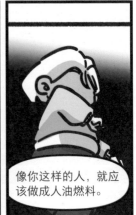

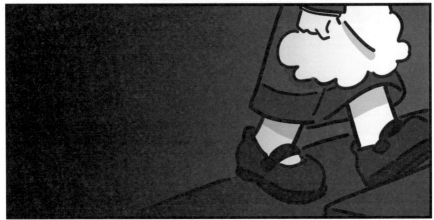

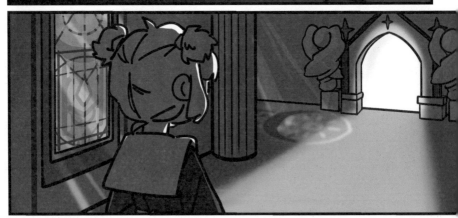

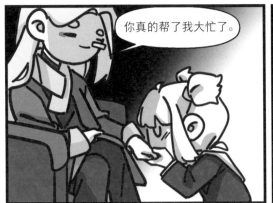

你真的帮了我大忙了。

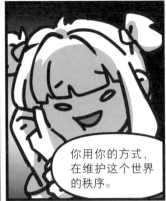

你用你的方式，在维护这个世界的秩序。

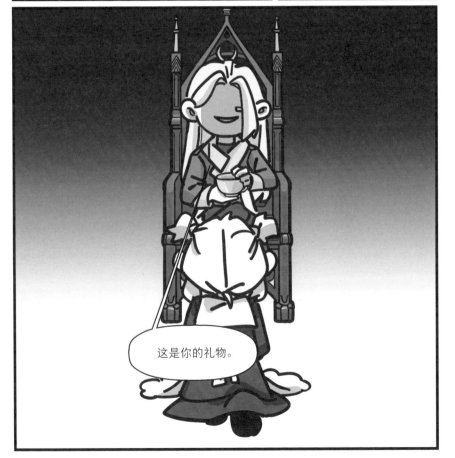

这是你的礼物。

　　"通过这个笔记我们大致可以推测出，院长是石榴集团中最大的人油供应商。"维基像老师讲课一样板着脸，点了点屏幕中的笔记。她唯一不太像老师的一点是她一身浅紫色的风衣和里面搭的条纹睡裤，像是历史书上看到的几百年前才会有的穿搭。

　　"这不是代表着他掌握着仿生人的命脉吗？"王元元惊道，"如此重要的角色，说不定他就是石榴集团的幕后主使。"

　　"这么快就破案了吗？那我们后面的节目不用更新了。"维基打趣道。

　　"那不行，哈哈，那我们还是一起把这个笔记看完吧，嘿嘿。"王元元眯起眼睛扭扭捏捏地说。

　　听到这里，我也忍不住上网开始查阅关于这个院长的资料。网上关于他的资料并不多，搜索了半天只找到他的孤儿院的名称和这个孤儿院曾经获得过的"优秀领养奖"。这也非常合情合理，毕竟在爆炸案前，警察并不知道他的任何事迹，倒是因为这个法制节目，大家对这个院长的讨论度在网上开始高了起来。

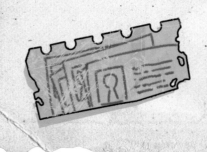

> 这个院长长得真帅啊!

> 这是什么孤儿院?

> 说院长帅的是不是有病?这可是个罪犯!

> 好恐怖啊!

> 好看爱看!

> 快更新!

> 能不能从玛丽亚开始调查?

> 没人觉得玛丽亚有问题吗?

　　都是一些无趣的评论，不过那条"没人觉得玛丽亚有问题吗？"的评论倒是吸引了我的注意。在笔记中，虽然玛丽亚只出现在结尾，但她显然是一个知道许多关于院长的内幕的仿生人，说不定找到她就可以找到和院长犯罪相关的证据了。

　　"屏幕前的大家一定很关心笔记中的仿生人玛丽亚现在是什么情况吧？我们其实已经在暗中展开了调查，追寻玛丽亚的下落。"维基顿了顿，继续说道，"遗憾的是，我们只在一间修理厂中找到了玛丽亚的残骸。"

　　画面切换到了一个残破的仿生人身上，她的外表已经失去了往日

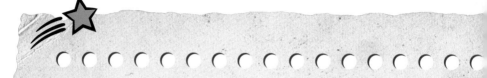

的光泽，显得苍白而冰冷，小小的身体扭成一团。肩膀、膝盖、背脊处有些许钢丝和骨架露了出来。仿生人的骨架材质和人类还是有些不同的，仿生人的骨架颜色会比人类的骨头更亮一些，应该是人造骨的原因，肉眼仔细看便能看出一些区别。镜头慢慢上移，露出的仿生人的面部长相和笔记中的玛丽亚一模一样。她的脸庞曾经充满活力与希望，如今却凝固在了一种无法言喻的凄惨之中。她双眼紧闭，仿佛在最后一刻仍不愿接受命运的残酷。

"真残忍啊，应该是院长怕她泄露什么秘密，所以将她处理掉了。"王元元唏嘘不已。

"这条线索断了，目前光是依靠笔记的内容，我觉得院长还是很有嫌疑的。大家也可以把自己的想法告诉我们哦！"王元元接着说。

"不过话说回来，这部分笔记能帮助警察判定院长的PUA罪吗？院长好像也没有做什么啊？"维基不知道从哪儿拿出了一杯热茶，喝了一口说道。王元元见状，也装模作样地拿起茶猛灌了一口。

"烫烫烫！"王元元被茶烫得龇牙咧嘴，原地兜了好几圈才回过神来缓缓说道："我感觉这院长还怪聪明的。说不上哪里怪，但是这个被做成人油的女生还有玛丽亚却都觉得院长是好人，还愿意为他做很多事情。"

这类PUA其实是最难被察觉的，因为它能使人沉迷在虚构的泡沫中，得到虚假的情绪价值，从而依赖于提供情绪价值的人。院长利用受害者内心最脆弱的部分，只说她们想听的话，从而让她们服从他。

"好啦，今天的节目就到这里了，明天我们不见不散！"

"明天我们将解锁的笔记章节是：黑客！"王元元与维基齐声说。

随着一阵洗脑的背景音乐声，这期节目结束了。窗外，夜色如墨，繁星点点，仿佛是天空的珍珠散落在无尽的黑幕之上。在这样的夜晚，时间似乎变得扭曲，空间也失去了界限，一切都沉浸在一种难以言喻的静谧之中。黑暗中，人们的内心世界被放大，那些平日里被忽略的思绪和情感，在这片寂静中悄然苏醒，它们在黑暗的掩护下自由地游走，寻找着自己的出口。我向后仰了仰，伸了个懒腰，准备起身洗漱。水龙头轻轻旋转，清澈的水流潺潺而出，伴随着哗哗的水声，我不停地在思考一个问题：如果是我，我会怎么做呢？

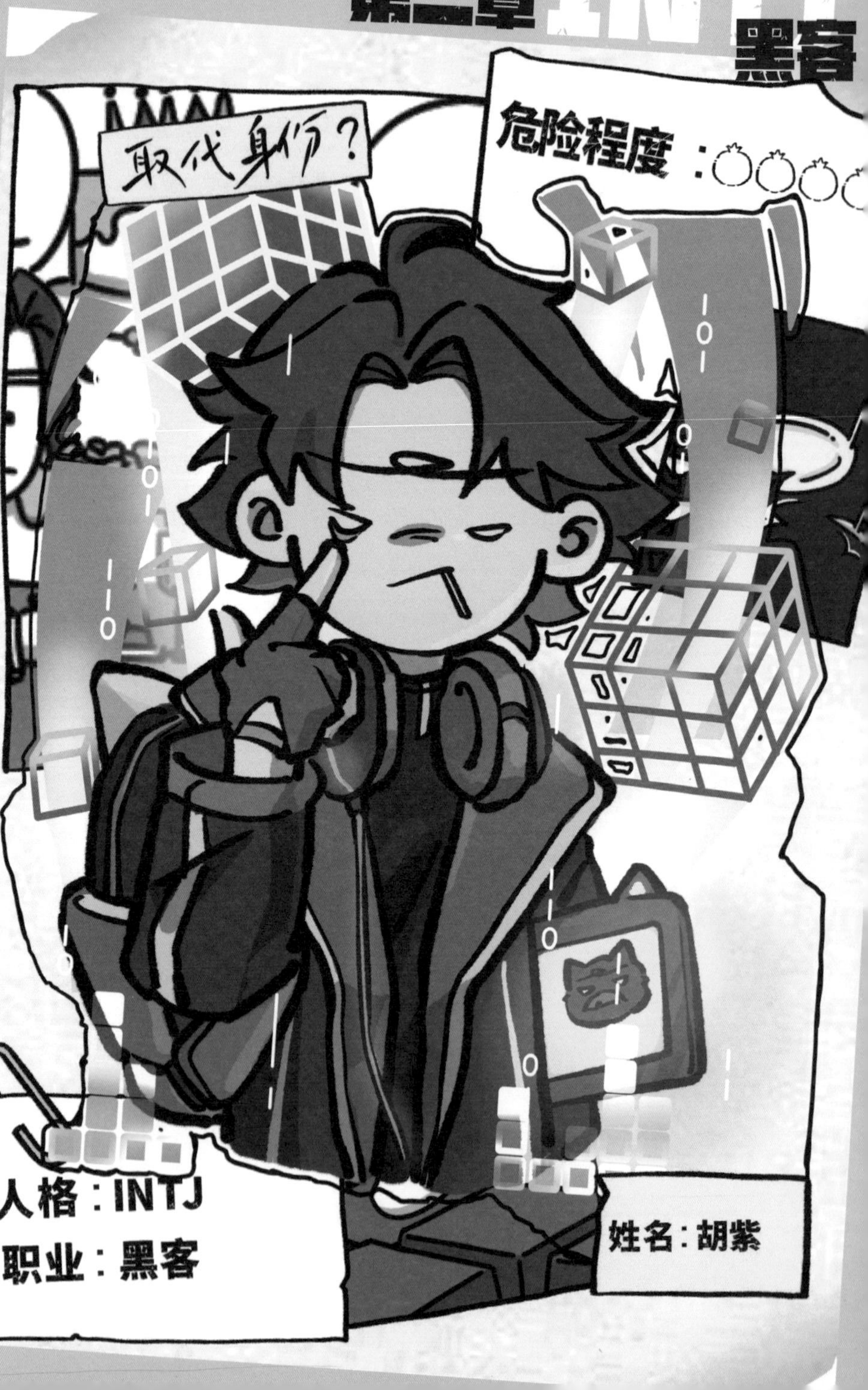

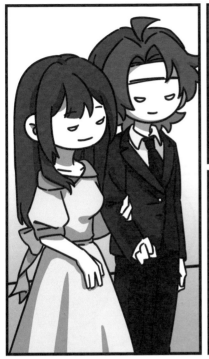

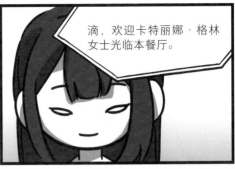

滴，欢迎卡特丽娜·格林女士光临本餐厅。

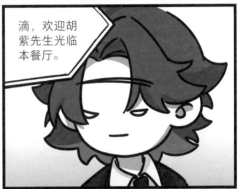

滴，欢迎胡紫先生光临本餐厅。

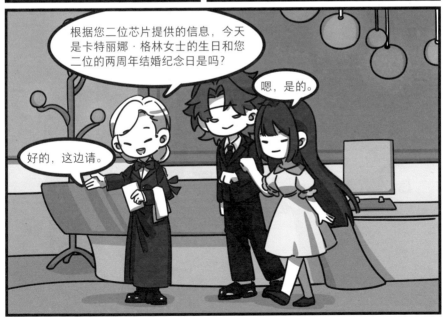

根据您二位芯片提供的信息，今天是卡特丽娜·格林女士的生日和您二位的两周年结婚纪念日是吗？

嗯，是的。

好的，这边请。

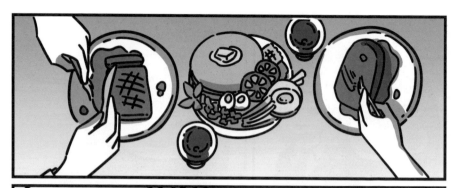

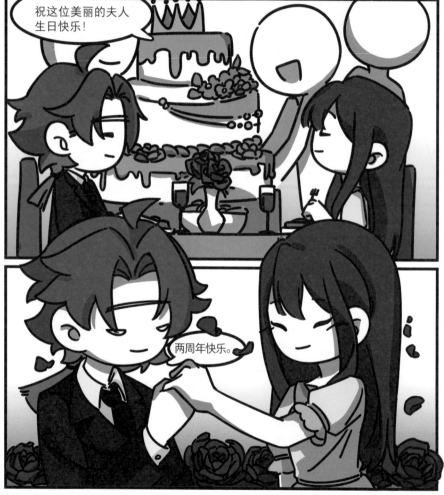

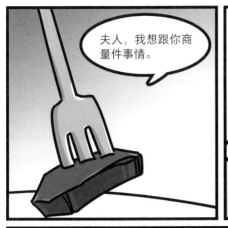

夫人，我想跟你商量件事情。

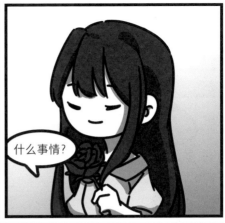

什么事情？

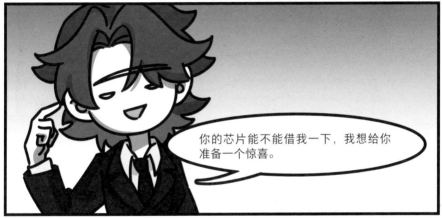

你的芯片能不能借我一下，我想给你准备一个惊喜。

我的芯片？可是……这个是代表我身份最重要的东西，如果被居心叵测的人拿到了，我就会直接失去我的身份。

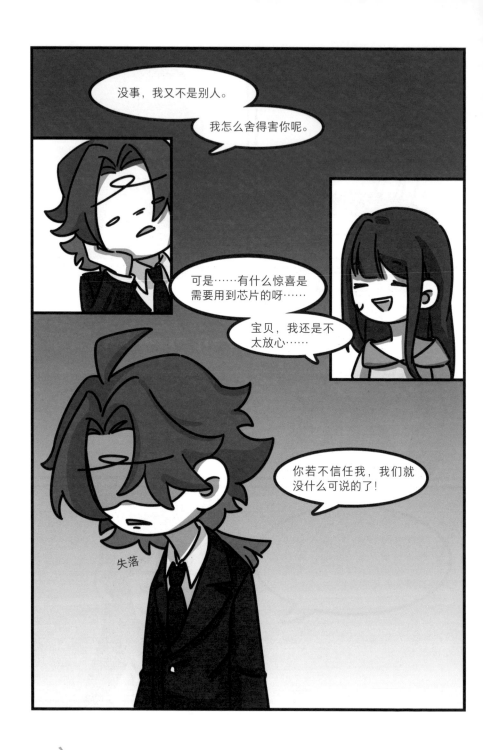

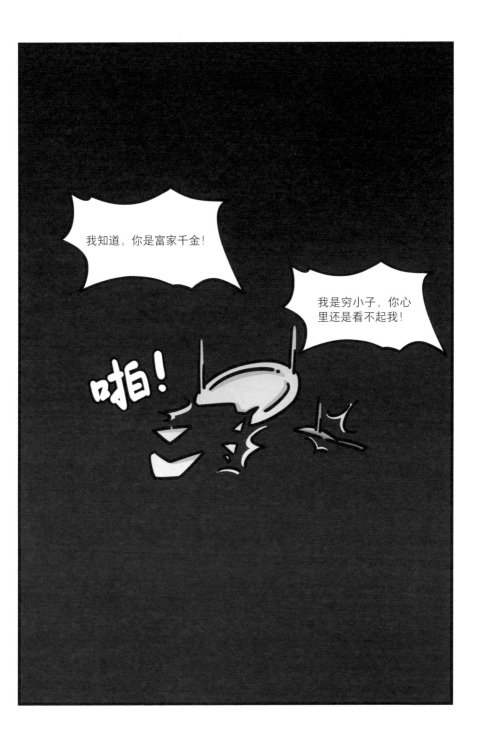

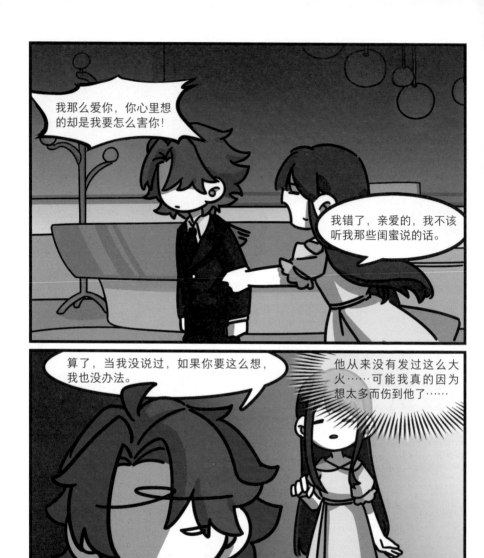

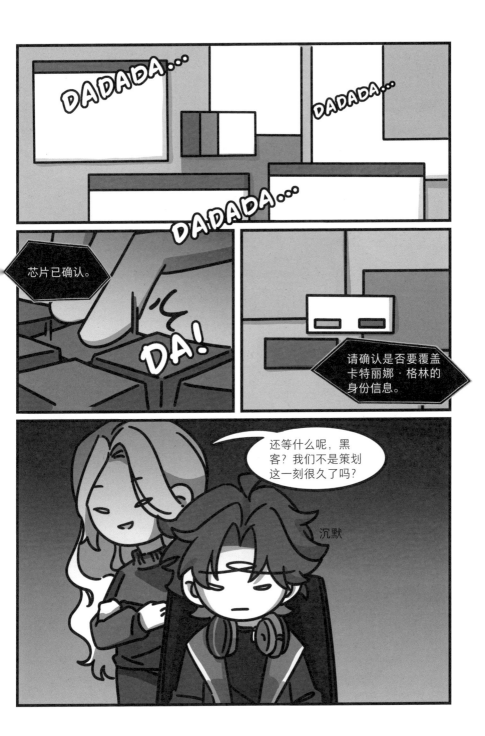

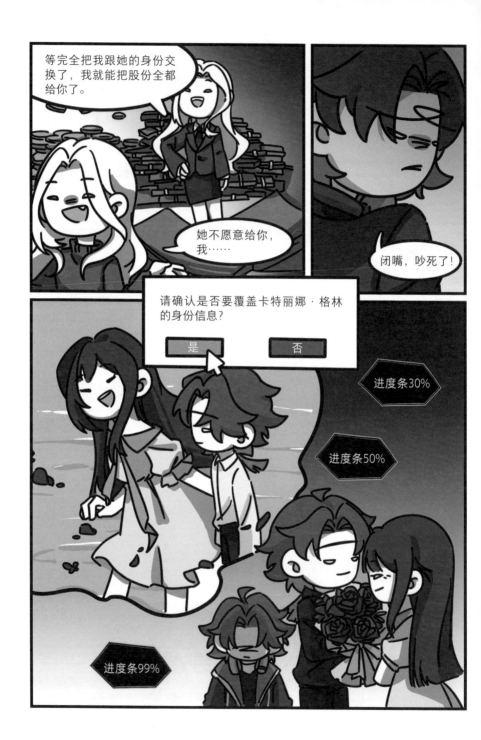

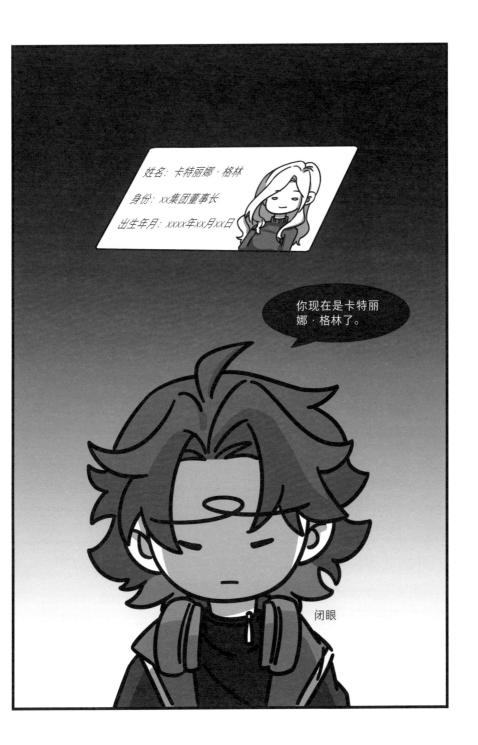

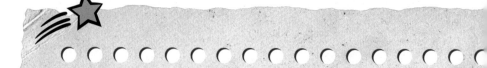

　　今天，王元元和维基不再待在摄影棚内，而是出现在了某个室外的场景中。她们背后赫然立着一堵巨大的铁墙，墙上的油漆斑驳不堪，到处都是被腐蚀过的痕迹，看起来，它已经存在有些年头了。四周弥漫着一种沉重的寂静，只有偶尔传来的风声和远处夜鸟的鸣叫不时打破这片死寂。墙的右上方有一扇不大不小的窗户，距离地面还有一些距离，即使是成年人也必须使用梯子才能通过窗户看到铁墙背后的场景。正临雨季，这破旧的背景使整个镜头显得格外阴森恐怖，恰好也为这个节目增添了一份神秘的色彩。

　　"朋友们，猜猜我们现在在哪儿？"维基拿着麦克风打破了寂静。

　　"我们找到了一家废弃的仿生人工厂！"王元元半蹲着说。她的双臂展开，像开屏的孔雀一般试图吸引观众的注意力。

　　"这里曾是格林家族旗下的产业，但是现在已经完全停止运营了。平时用于堆放一些被主人遗弃的残次仿生人。经过我们的调查，笔记中的黑客在把自己的助理替换成卡特丽娜·格林之后转移了格林家族所有的产业为自己所用。"吱呀！维基打开了工厂的大门，她边说边开始朝里走去，踏在空旷的厂房内的每一步都荡漾着回声，仿佛过去工人们的脚步声在历史的回廊中回响。

　　在这里，时间似乎停滞了，而废弃的工厂则成了一个神秘和充满未知的领域。屏幕中，一个个废弃的仿生人静静地躺在角落，他们的轮廓在昏暗的光线中显得扭曲而狰狞。墙壁上的涂鸦和褪色的标语，像是什么被遗忘的咒语。王元元和维基找了一个空旷的位置，简单放置了两把椅子和一张桌子，搭建了一个简易的摄影棚。

"这些被遗弃的仿生人，曾经大部分都是可以正常运作的，只不过他们的程序都不够高级，这说明石榴集团还在不停地试验仿生人的各项机能。"维基直视屏幕，缓缓说道。

"奇怪，石榴集团的幕后主使明明已经成功制造了15个超高级仿生人了，他再复制自己之前的操作不就好了？为什么还要不停地试验？"王元元不解。

"我猜有两种可能：第一，这个幕后主使希望研发出更加高级的仿生人，所以才不停地使用现有的仿生人做研究；第二，这个幕后主使因为某种原因，已经不能再继续做高级仿生人了。"维基回答。

听到这里我猛然抬头，不得不承认，第二个推测真的太新颖了，一下子就把人的注意力吸引过去了。我调整了一个舒服的姿势继续躺在柔软的沙发上，眼睛紧盯着屏幕。房间内灯光柔和，营造出一种慵懒的氛围，时间仿佛在这一刻变得无关紧要，我只是单纯地享受着这份宁静与放松。

"感觉我们离真相更近了一步呢！那么下一步我们和观众应该做什么？"王元元问。

"或许可以先给这个黑客定下他的PUA罪证，然后再调查他其他的犯罪证据？"维基说着开始制定详细的调查计划。

"你真是个天才！"王元元竖起大拇指。

我不禁扑哧一声笑了出来，王元元还真是专业捧哏一百年。

"他是真的坏啊！为了抢夺资产，从两年甚至更早之前就开始预谋了。难道他没有感情吗？天呐，为了钱和一个不爱的人结婚。啊，纯爱战士应声倒地。"王元元的声音突然提高了8度，手在空中挥舞，像是在指挥一场无形的交响乐，试图将她内心的激动传递给屏幕前的每一个人。

　　"笔记中，反复打断一个人的说话就是PUA的一种体现，很多时候这也可能是一个人无意识的行为，不过这确确实实犯了PUA罪。"维基试图控制躁动的王元元，轻轻地按住她晃动的肩膀。

　　"大家需要仔细甄别偶尔一两次打断别人和经常反复打断别人，有些人可能是更考虑自己的感受，或者性格比较急，这些都不属于PUA罪的范畴。"王元元认真地看向镜头。

　　维基赞同地点点头："真正的PUA罪是带着操控的目的犯下的，如果大家遇到这种情况也不用着急，等待自己情绪平缓后可以仔细甄别对方有没有夸大自己的成分，并做出自己的判断！"

　　"这期节目就到这里，我们下期再见！"王元元、维基齐声喊出了这句熟悉的结束语。

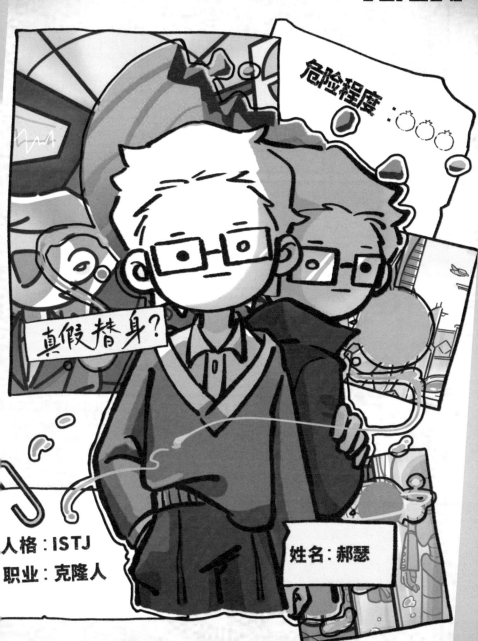

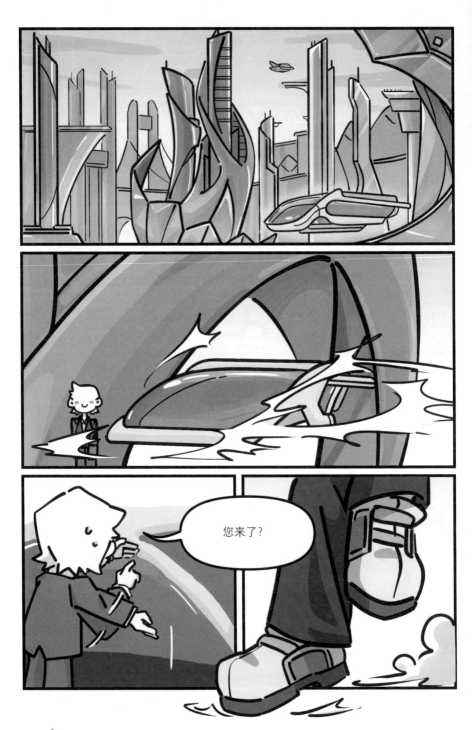

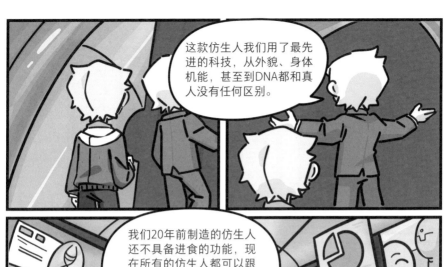

这款仿生人我们用了最先进的科技，从外貌、身体机能，甚至到DNA都和真人没有任何区别。

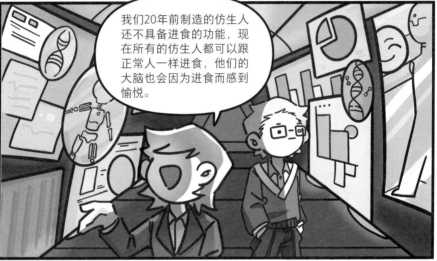

我们20年前制造的仿生人还不具备进食的功能，现在所有的仿生人都可以跟正常人一样进食，他们的大脑也会因为进食而感到愉悦。

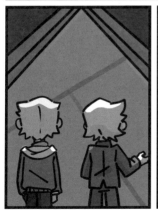

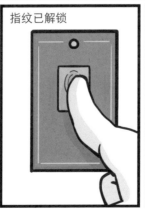

指纹已解锁

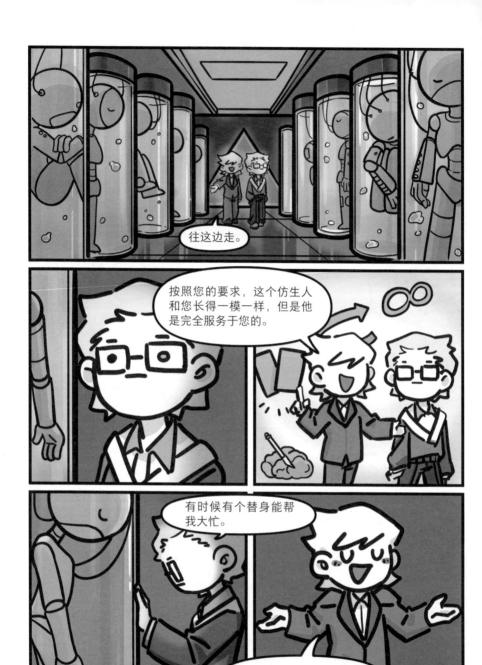

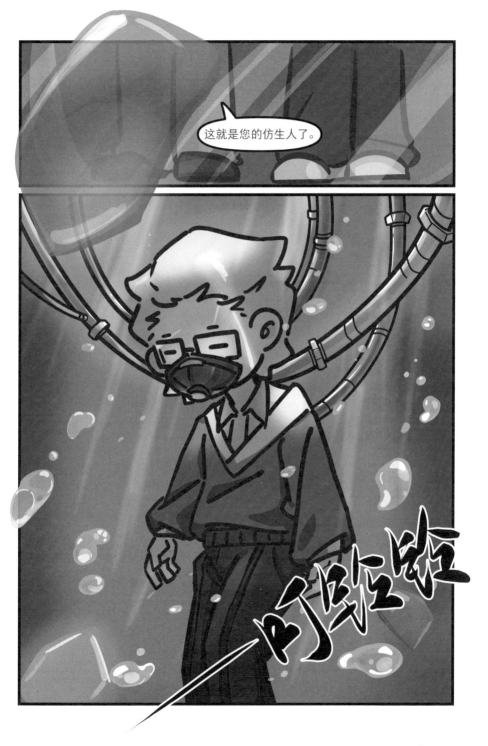

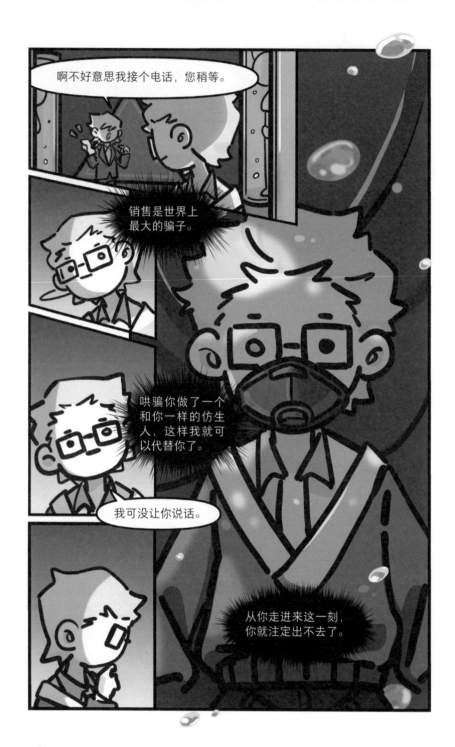

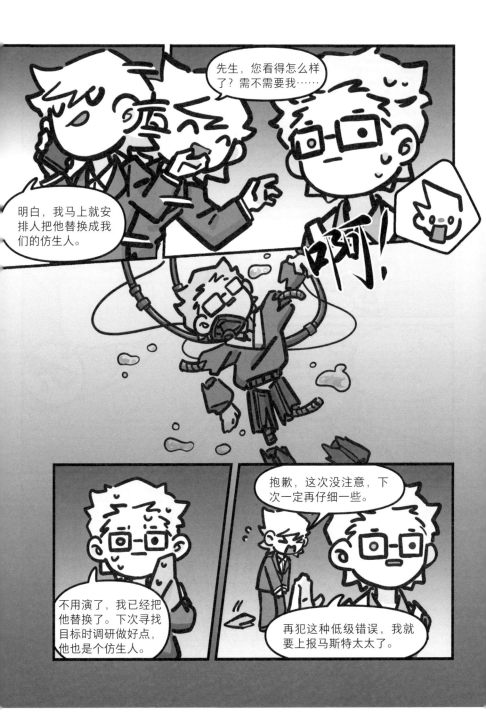

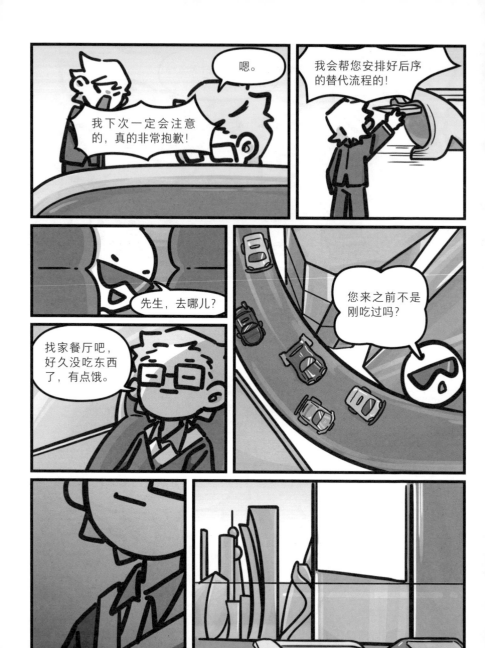

"原来还有定制和自己一模一样的仿生人的服务啊。"维基忍不住吐槽。"你谁啊？"另外一个维基从沙发后探出头来。

怎么有两个维基？！

王元元低着头，强忍笑意："……我给维基定制了个仿生人。"

两个维基同时扭头："你有病啊？！"

我的笑声如同泉水般喷涌而出，充满了整个空间。坐在我身旁的仿生人忍不住扭过头来看了我一眼，没说话。

仔细看，这个仿生人维基和本体还是有一些区别的——她不仅皮肤的颜色与本体不同，头发也是非常明显的假发。看来，王元元只定制了一个低等仿生人。

维基给了王元元一个警告的眼神，然后说道："言归正传，这个笔记中的大楼是马斯特太太旗下的产业，名为'科隆钛'。在过去的5年，大楼一直打着私人定制高级仿生人的旗号，实际上其控制人一直在滥用职权，偷偷把本体换成仿生人，让仿生人渗透到各个行业中。"

"我们假冒客户，给'科隆钛'打去电话，请听以下录音。"王元元接过了话匣。

屏幕突然变黑，稍微有些嘈杂的声音响起，随之，一条条字幕浮现在了屏幕上：

"喂，你好，是'科隆钛'吗？"是王元元的声音。

"是的，女士，请问您有什么需要吗？"对面听起来是一位非常年轻的男士的声音。

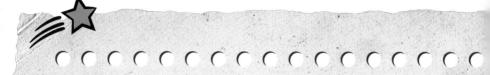

　　"我想要定制一个高级仿生人，但是我不知道怎么办。"王元元说着，开始进入了状态。

　　"明白了，容我简短地给您做个介绍：我叫瑞恩，非常荣幸地向您介绍我们的仿生人SL-1231模型，它将彻底改变您的生活方式。它可以做到从内到外和真人一模一样，并已经通过了严格的质量测试，且获得了多项国际认证。如果您愿意，我可以为您安排一次免费的体验，让您亲身感受这款仿生人带来的便捷。我们相信，一旦体验过，您就会发现它将成为您生活中不可或缺的伙伴。"瑞恩仿佛瞬间变成了一个低等仿生人，像读剧本一样一板一眼地把销售话术都念了出来。看来他刚上岗，不是特别专业，好在王元元的真正目的并不是要一个仿生人，而是打探他们公司的内部消息。

　　"哦，明白了，听起来好有趣！所以如果我定制了一个和我长得一模一样的仿生人，我也可以和我那些贵族学校的同学一样不去上课了吗？"王元元装腔作势地问。

　　"看来您还是学生。是的，我这里有许多学生找我定制仿生人替他们读书。"对方答。

　　"那不会被发现吗？"王元元追问。

　　"我们的SL-1231模型会直接使用您的DNA搭建，拥有您的记忆和所有信息，没有人会发现的。"对方很自信地说道。

　　"那……是不是我被仿生人替换了也没人发现？"王元元抛出了死亡问题。

对方一阵寂静后，急匆匆挂掉了电话。

画面又切换回熟悉的摄影棚，王元元和维基一脸严肃地坐在桌前。维基说道："之后，我们暗中调查了一些贵族学校的纨绔子弟，意外发现他们中有90%的人已经被替换成了仿生人，石榴集团的案件可能比我们想象的还要恐怖。由于仿生人性格和生理构造从内到外和人类完全一致，被替换的那些学生只要不被其他人发现他们每个月需要通过人油补充机能，就不会被发现，甚至连他们的父母都看不出端倪。"

"现在仿生人已经混入我们之中了，请大家务必当心，我们下期再见。"王元元与维基齐声结束了这期节目。

一阵焦虑感突然袭来，如同一片阴云笼罩在我的心头，让我难以呼吸。思绪如同被无形的网缠绕着，无法挣脱。我隐约感受到不安，有一种风暴来临之际无处藏身的感觉。

暂时出去吧，我对我的仿生人说。

第四章 ENTP 政客

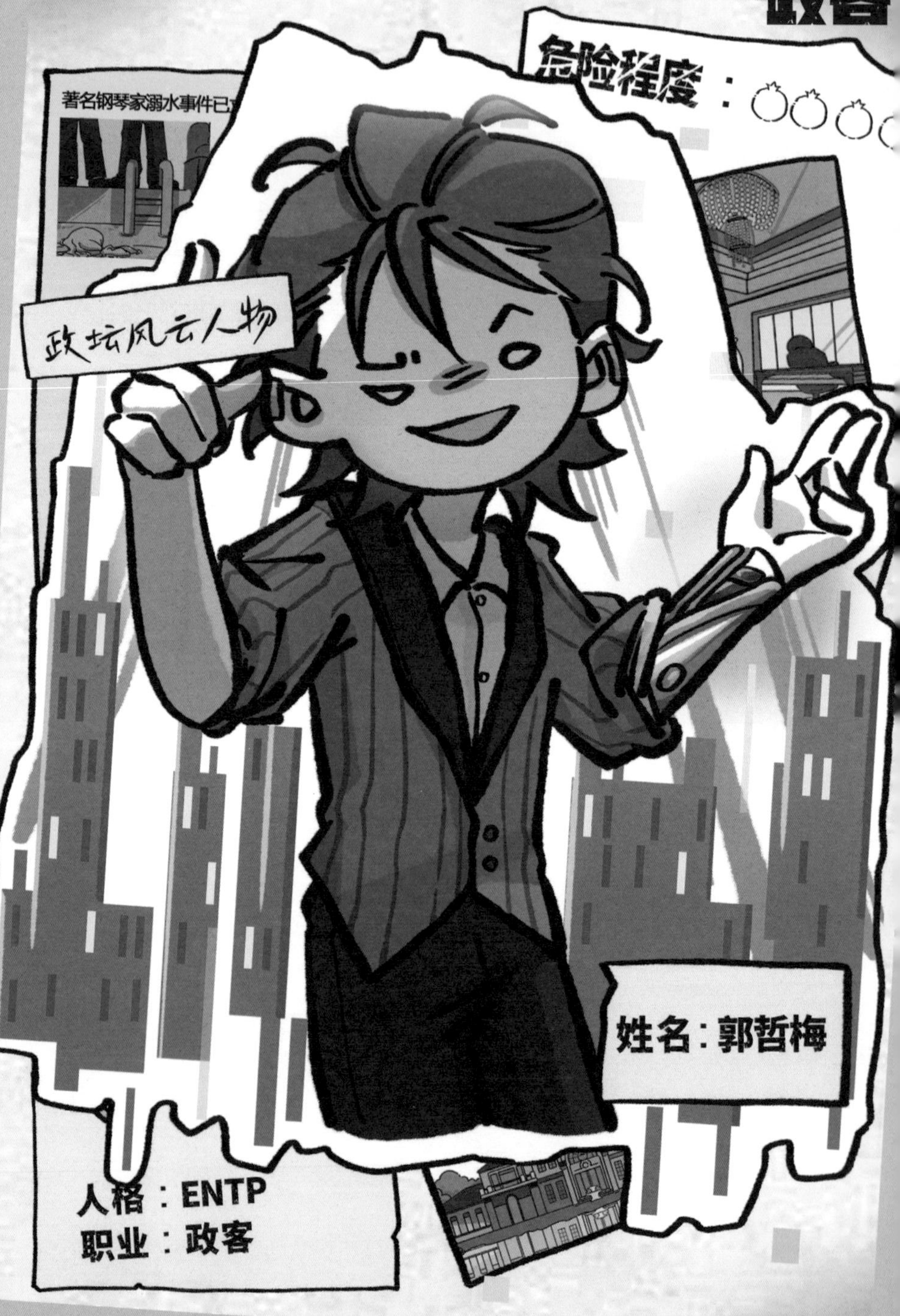

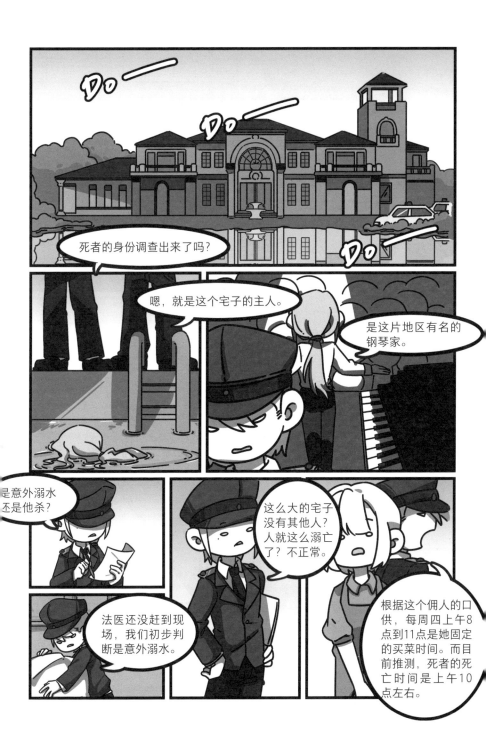

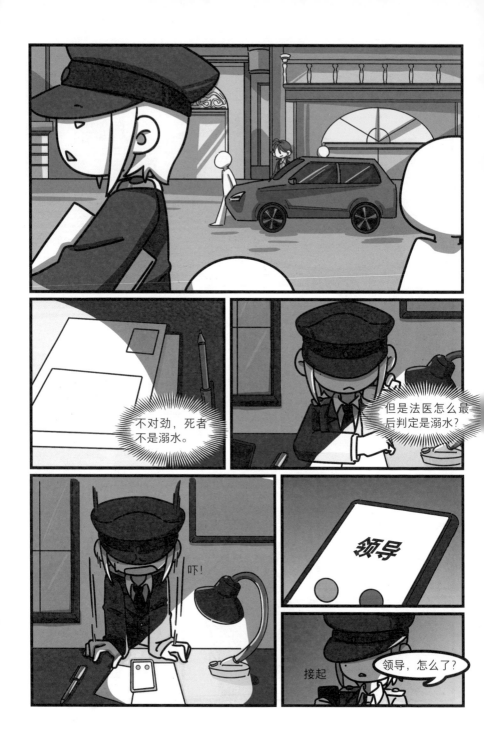

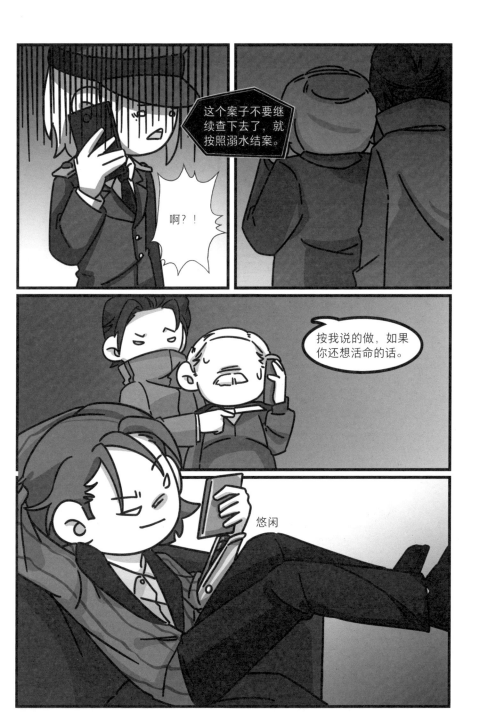

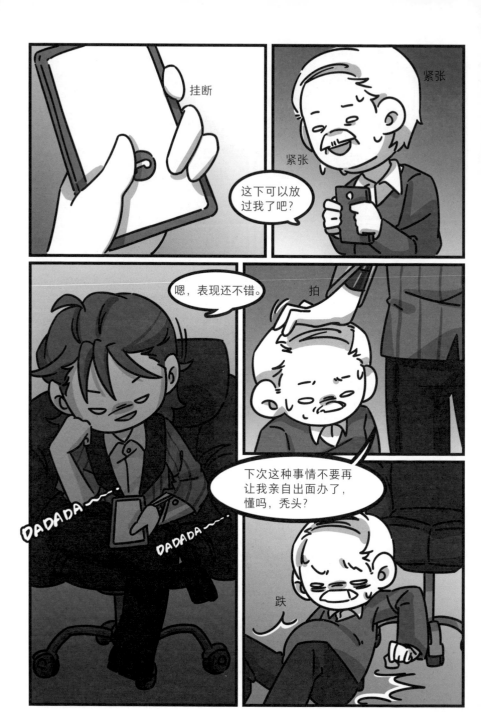

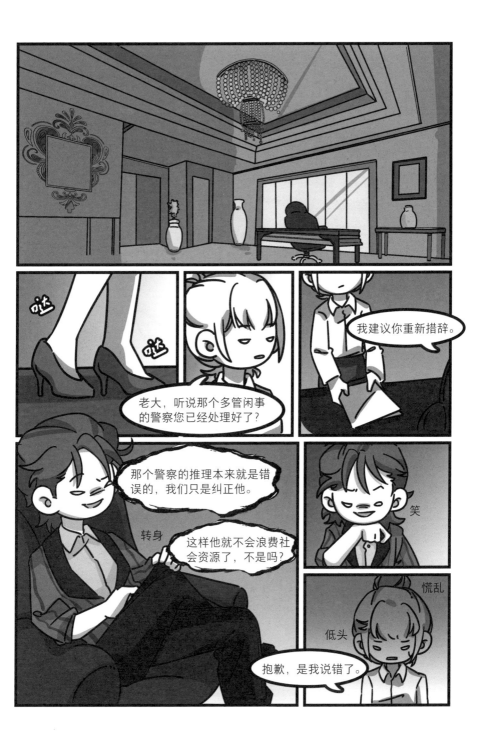

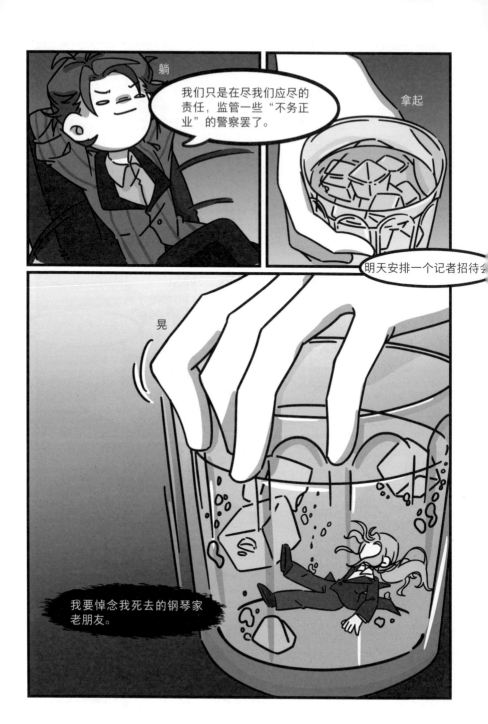

连续下了三天雨后，阳光终于在这个清晨穿透了云层，温柔地洒在了沉睡的大地上。乌云缓缓散去，它们像是被无形的力量轻轻推开，露出了湛蓝的天空。昨天夜里我因为有事所以没有及时收看《王维诗里的法制节目》，于是今天我一起床就迫不及待地点开了最新一期。

"也许很多人在心中会有一个疑惑：一个钢琴家怎么会惹到政客呢？"王元元说。

"这个钢琴家生前特别喜欢热闹，最爱做的事情就是在家中举办各种豪华派对，邀请名单中包含着各种上流社会人士，还有政府官员，当然，也少不了石榴集团的成员们。他负责保护名单中这些人的隐私，同时满足他们不能告知于天下的一些癖好。这个宅子的安保系统是全球最顶尖的，在保护屏障开启的时候，别说被外界知道派对的内容了，就连一只苍蝇都飞不进去。"维基百科上线了。

王元元皱皱鼻子说："有钱人玩得真花啊！"

维基说："如果这位钢琴家是一位非常低调而且不出现在大众视野中的人，那么也许他还能多活几年。几百年前也有类似的案例，好像是叫萝莉岛，大家应该都在历史书中看到过。我推测这个钢琴家死亡的原因和萝莉岛主人死亡的原因差不多，当他得知许多上流社会人士的秘密时，倘若他四处张扬，那么他的处境就十分危险了。当他不受控制时，他的存在对于整个上流社会来说就是一个威胁，只有让他从这个世界上消失，真正的威胁才会消失。笔记中的政客应该就是石榴集团派来解决这个问题的。"

维基接着说："我们拿到了石榴集团未成功销毁的钢琴家家中的部分监控，请看。"

画面歪歪扭扭，展示了两个正在坐着谈话的人的小腿部分。光看小腿，能明显看出左边的人穿着短裙，而右边的人穿着西装长裤。他们的身影在五彩斑斓的灯光下若隐若现，背后嘈杂的声音使观众很难辨认他们的声音，只能隐隐约约听到一些谈话内容：

"不知道……"

"在我们的计划……绝对不能让……知道我们是仿生人。"

"我们……之后……替换成仿生人。"

"……需要找到……才是关键……"

画面在此结束。维基打了个响指说："相信观众朋友们已经听到了关键的信息，明白了石榴集团的这群仿生人在寻找什么。他们离他们的目标还有一些距离，如果我们能抢在他们前面找到这个神秘的物品，那么或许我们就可以得到关于他们的所有信息！"

"说实话，我一直怀疑政客是石榴集团真正的幕后主使。从这个笔记来看，政客全程都没有出现在案件中，只是默默在背后把控着整件事情的走向。他做事情的一贯风格都是隐藏在幕后，通过PUA控制别人。你不觉得这个风格很像石榴集团中的成员的作风吗？"维基转头对王元元说。

"这么说好像确实如此！当一位上司跟我说我对一件事的看法是错误时，我会下意识地怀疑我自己真的错了！就像政客对这个秘书说的一样，这样的话太无懈可击了。"王元元惊叹道。

"好像是这样，当一个比你更有权威的人强烈地告诉你一个观点时，你很容易被对方所说的话所影响。就好像家长对小孩说：'你真笨！'小孩在不确定自己是不是笨的情况下，会怀疑自己是不是真的很笨，从而内耗。当然，从我们的视角看来，可能这个小孩并不笨，家长那样说只是在向小孩发泄自己的情绪。"维基托着腮说道。

"对！还有比如上司一直退回你的方案，说你做的东西一塌糊涂，这种时候不一定是你做得有问题，你需要知道这些观点可能包含着上司自己的个人情绪。"王元元回应道。

"那么我们该怎么判断什么时候是对方的情绪，什么时候是我们自己真的有问题呢？"维基代替观众提出了这个重要的疑问。

"我们可以尝试去想对方有没有夸大自己的能力。"王元元回答道。

这是反PUA罪犯的教学吗？挺有趣的，我也默默记了下来。如果我遇到这种情况，我也这样做。

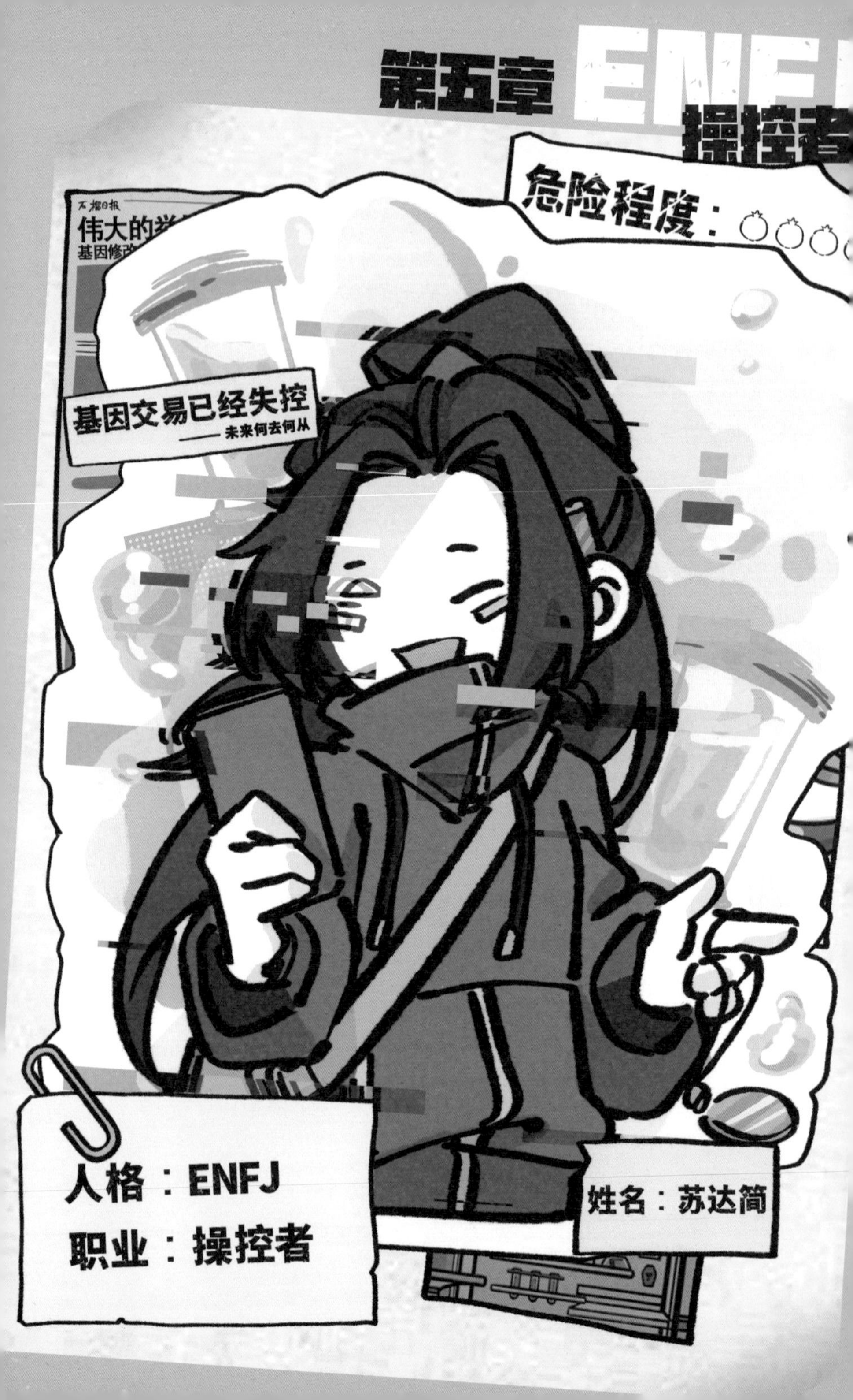
第五章 ENF
操控者
危险程度：
伟大的
基因交易已经失控
——未来何去何从
人格：ENFJ
职业：操控者
姓名：苏达简

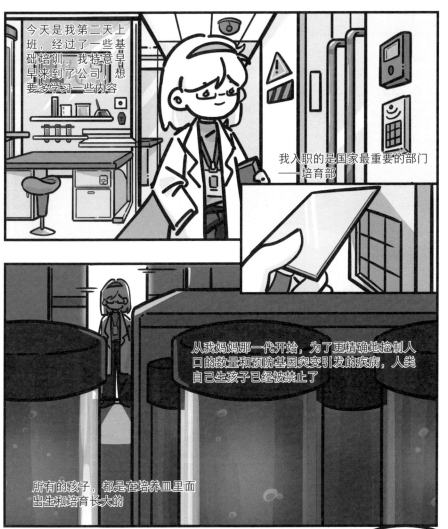

今天是我第二天上班，经过了一些基础培训，我特意早早来到了公司，想要多学习一些内容

我入职的是国家最重要的部门——培育部

从我妈妈那一代开始，为了更精确地控制人口的数量和预防基因突变引发的疾病，人类自己生孩子已经被禁止了

所有的孩子，都是在培养皿里面出生和培育长大的

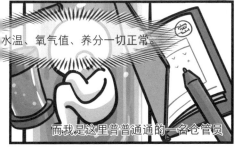

水温、氧气值、养分一切正常。

而我是这里普普通通的一名仓管员

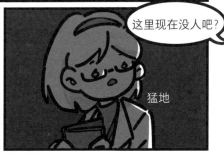

这里现在没人吧？

猛地

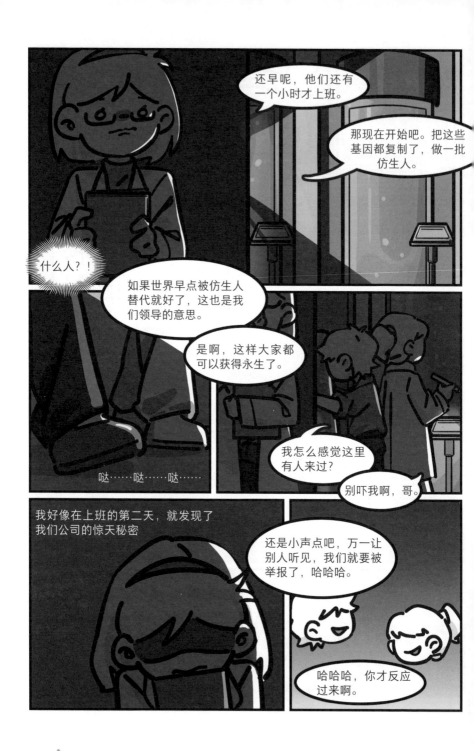

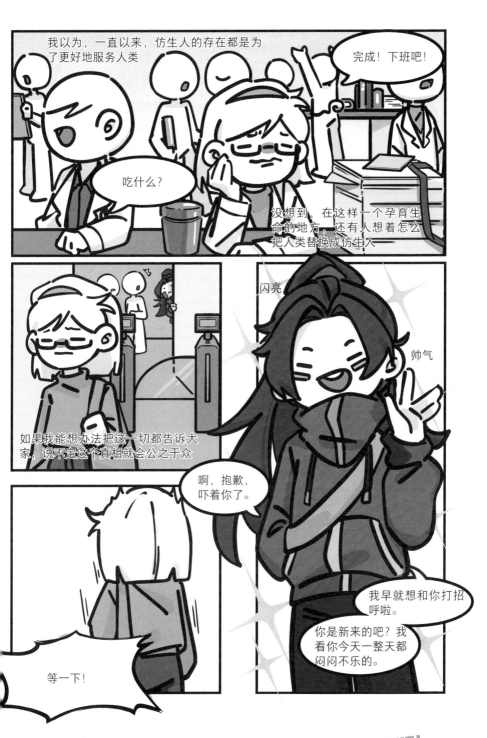

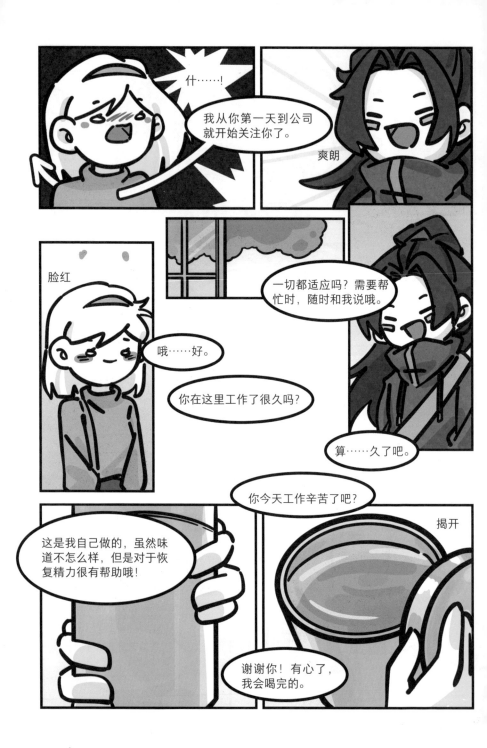

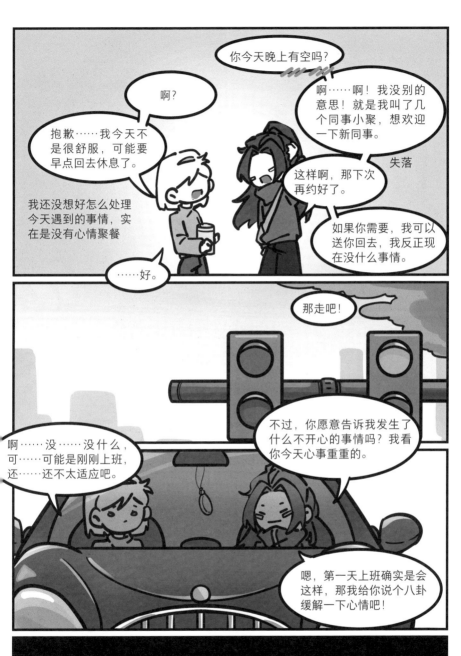

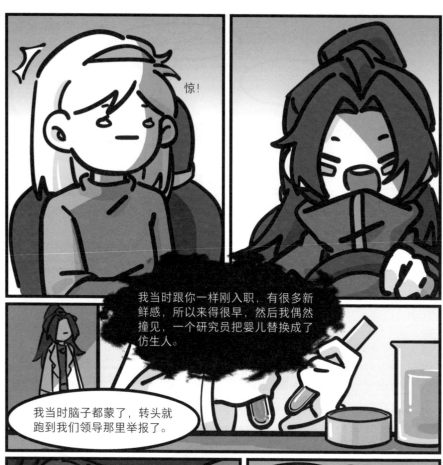

惊!

我当时跟你一样刚入职，有很多新鲜感，所以来得很早，然后我偶然撞见，一个研究员把婴儿替换成了仿生人。

我当时脑子都蒙了，转头就跑到我们领导那里举报了。

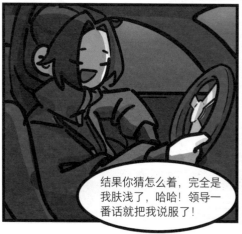

结果你猜怎么着，完全是我肤浅了，哈哈！领导一番话就把我说服了！

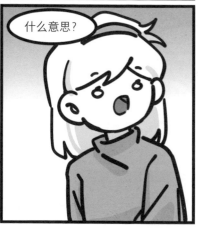

什么意思？

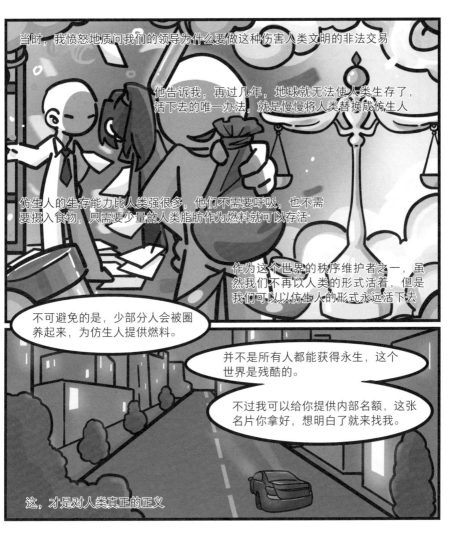

当时，我愤怒地质问我们的领导为什么要做这种伤害人类文明的非法交易

他告诉我，再过几年，地球就无法使人类生存了，活下去的唯一办法，就是慢慢将人类替换成仿生人

仿生人的生存能力比人类强很多，他们不需要呼吸，也不需要摄入食物，只需要少量的人类脂肪作为燃料就可以存活

作为这个世界的秩序维护者之一，虽然我们不再以人类的形式活着，但是我们可以以仿生人的形式永远活下去

不可避免的是，少部分人会被圈养起来，为仿生人提供燃料。

并不是所有人都能获得永生，这个世界是残酷的。

不过我可以给你提供内部名额，这张名片你拿好，想明白了就来找我。

这，才是对人类真正的正义

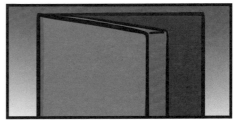

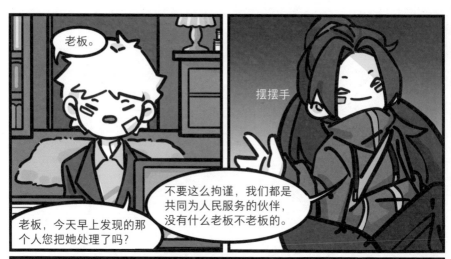

老板。

摆摆手

不要这么拘谨，我们都是共同为人民服务的伙伴，没有什么老板不老板的。

老板，今天早上发现的那个人您把她处理了吗？

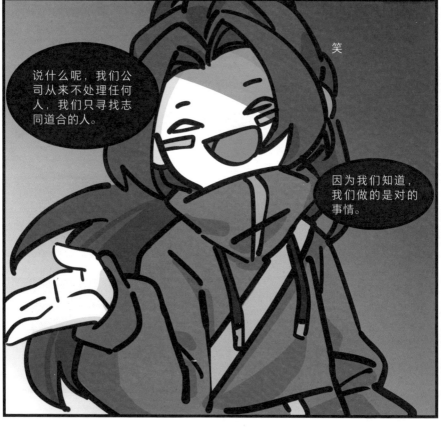

说什么呢，我们公司从来不处理任何人，我们只寻找志同道合的人。

笑

因为我们知道，我们做的是对的事情。

"这个培育部老板跟那个政客一样坏，只不过一个是压迫感的坏，一个是伪善的坏。"王元元捏着拳头愤愤地说。

"而且他还伪装成老好人的样子，让大家都信赖他。"维基也悄悄捏了捏拳头。

维基轻轻咳了声，开始朗读脚本中的内容："我们称他为操控者，他是培育部的最大管理者，整个国家的婴儿的出生都是由他控制的。他只要控制整个国家的婴儿的出生，就相当于控制了国家的经济和人心。"

"也相当于可以有机会从婴儿开始替换掉人类。"王元元接着说。

石榴集团至今做了这么多事情，警察居然一点都没有察觉，还是通过爆炸案才知道的。想到这里，我不禁摇摇头，起身准备走回我的工作室。我的工作室空间不大，却布置得井井有条，墙上挂着各种工具和灵感的源泉，从画笔到雕刻刀，从设计草图到手工模型，每一件物品都承载着我创作的热情。工作室的一角，还有一张宽敞的工作台，上面散落着未完成的作品和各种材料，它们静静地等待着我的下一次灵感爆发。拿起一把雕刻刀，我就开始边忙活工作边继续听《王维诗里的法制节目》。

不知道从什么时候开始，屏幕上已经在播放一个采访画面了。画面中的王元元和维基各站在屏幕的一角，而中间，赫然出现了笔记中的女人。

"……最后我没有选择接下那张名片，而是选择离开那家公

司。"那个女人说。

"你真的非常勇敢，能坐在这里告诉大家所有的真相。"维基握着那个女人的手说。

"你真是英雄！"王元元也称赞道。

那个女人被两个主持人说得有些不好意思，她挠了挠头说："我也没那么高尚，我之所以敢在你们联系我之后答应参加节目，也是因为看到了新闻说他已经失忆了，还被警察抓起来了。"

这里的"他"应该是指操控者吧，我盯着屏幕若有所思。

"按照常理来说，他这样的人应该是非常让人畏惧的，但是不知道为何，外部对他的评价出奇一致的好，大家都非常喜欢他。而且，他带领的团队有超乎寻常的凝聚力，这点与之前几个嫌疑人的案例都相反。我在走访调查大家对于众多嫌疑人的评价时，大部分人会对之前的嫌疑人抱有恐惧和害怕的心理，但是对操控者却恰恰相反。大家都觉得他是真正为大家考虑的善良的领导者。"女人说着，缓缓地低下了头。

"这些人都没脑子吗？！这么明显的不公平现象根本就不是真正的正义！"维基气得拍桌而起。

"哈哈哈，难得见你这么激动，吓我一跳。"王元元看热闹不嫌事大，"看到你这么生气我就不生气了。"

"大部分的人比想象中更不愿意动脑思考，也就容易被别人植入想法。无论对错，只要从众，大家就不会认为自己是不合群的，而且会认为自己是有价值的。这个时候，被植入的想法到底是对的还是错的根本就不重要了。"女人说。

"我不希望人类像猪一样被圈养起来，被仿生人控制，我希望每个人都有追求自由和平等的权利。"那个女人接着说，她瘦弱的身体在屏幕中显得那么单薄，但她发出的声音却异常坚定。她的眼神中闪烁着不屈的光芒，仿佛要穿透观众的心灵。她的声音虽然不大，却充满了力量，每一个字都像是从内心深处爆发出来的呐喊。

"那么仿生人平等的权利呢？"这句话不是我说的，我猛然扭头，发现我的仿生人站在我工作室的门口。她已经好几天没说话了，这是这几天来她第一次说话。

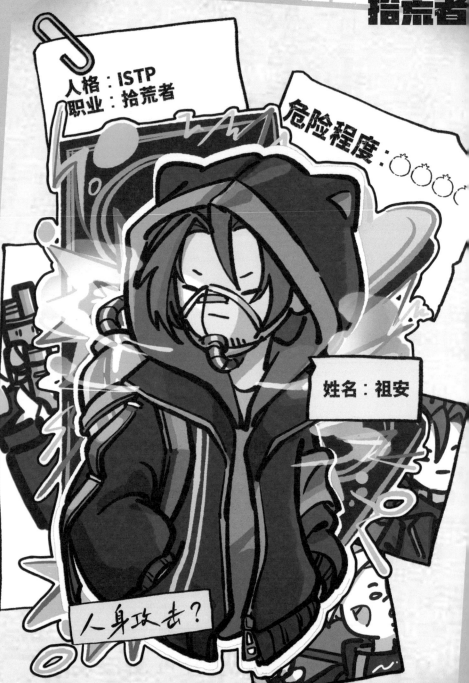

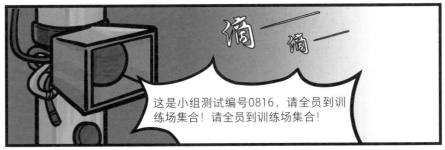

这是小组测试编号0816，请全员到训练场集合！请全员到训练场集合！

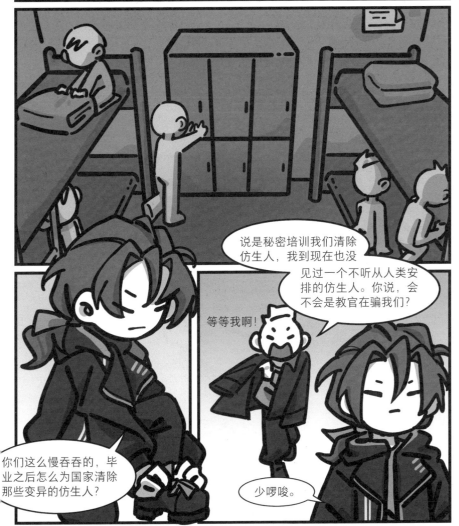

说是秘密培训我们清除仿生人，我到现在也没见过一个不听从人类安排的仿生人。你说，会不会是教官在骗我们？

等等我啊！

你们这么慢吞吞的，毕业之后怎么为国家清除那些变异的仿生人？

少啰唆。

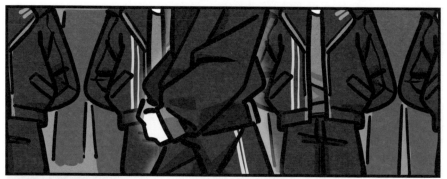

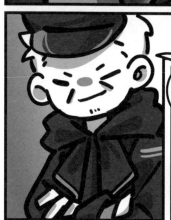

今天是小组最终考核，每个组有一个杀手、一个拾荒者、一个放哨人和一个组长。

你们需要在2个小时内完成考核目标，不能留下任何可被侦查的痕迹，也不能被其他组员发现，否则均视为考核不通过。

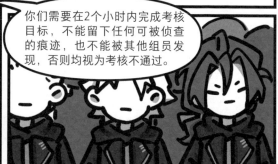

这次你们小组的目标是……

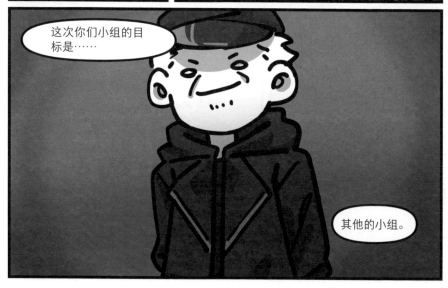

其他的小组。

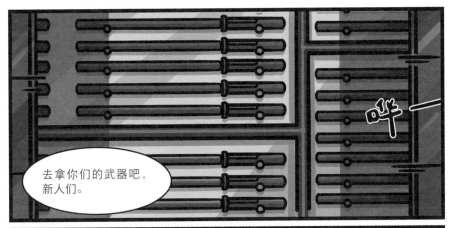

去拿你们的武器吧，
新人们。

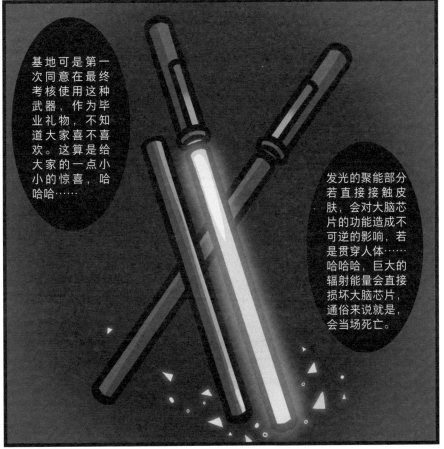

基地可是第一次同意在最终考核使用这种武器，作为毕业礼物，不知道大家喜不喜欢。这算是给大家的一点小小的惊喜，哈哈哈……

发光的聚能部分若直接接触皮肤，会对大脑芯片的功能造成不可逆的影响，若是贯穿人体……哈哈哈，巨大的辐射能量会直接损坏大脑芯片，通俗来说就是，会当场死亡。

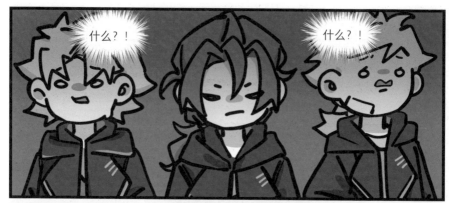

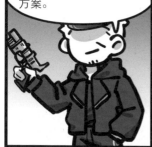

在我发射这个信号弹之后，大家有5分钟的时间隐蔽并和小组成员讨论方案。

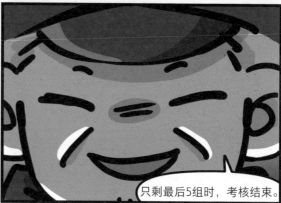

只剩最后5组时，考核结束。

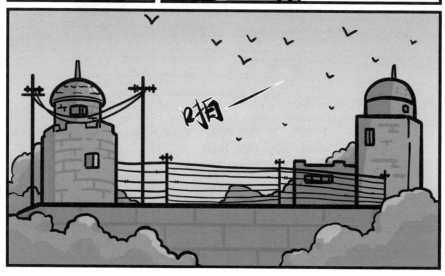

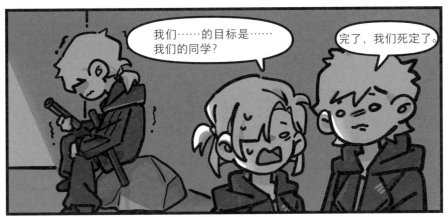

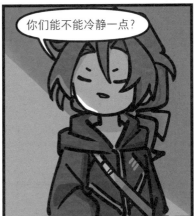

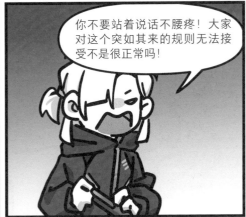

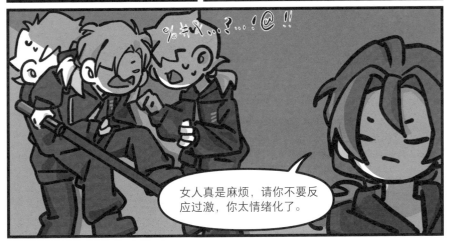

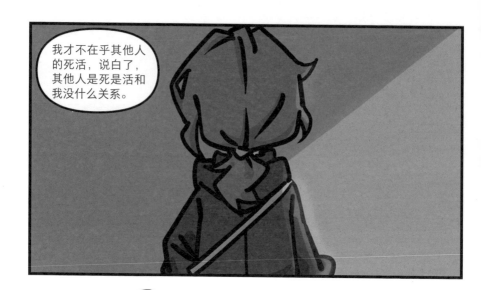

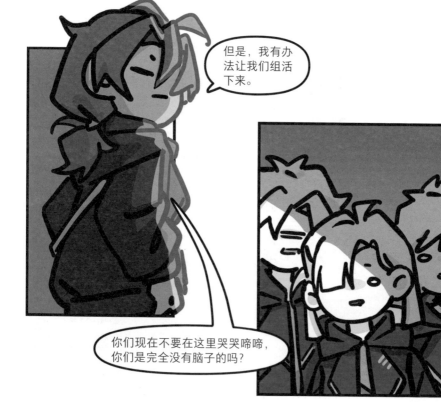

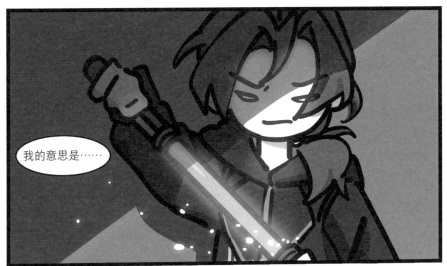

我的意思是……

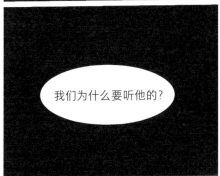

我们为什么要听他的？

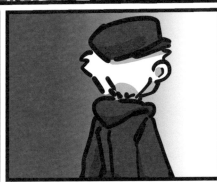

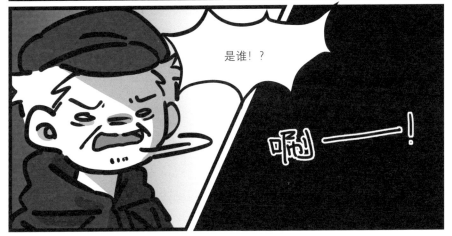

是谁！？

呀刂——！

　　"什么意思，什么意思？！我们还有专门的清理小队去清理那些'出故障的'仿生人？！"王元元惊叹道。

　　"看样子是的。不仅如此，石榴集团的人还抢在所有人之前知道了这件事情，并且把卧底植入了内部。"维基摇摇头，"所以，我们联系到了一位退休的上校来回答我们对这一章笔记的疑问。"

　　随着激昂的伴奏响起，一位上校缓缓地从台后走上来。这位退休的上校，年岁已高，他的银发梳理得一丝不苟，依旧透露出军人的严肃与自律。他的脸庞刻着岁月的沟壑，那双深邃的蓝眼睛依然炯炯有神，仿佛能洞察人心。他的身材虽然不再像年轻时那样魁梧，但依然保持着军人的挺拔，他所走的每一步都坚定有力。

　　"你们好。"上校显得有一丝紧张。

　　"你好你好你好！"王元元一个箭步冲了上去，用搞怪的姿势和上校握了个手，随后又突然站直，把指尖对向太阳穴，对着上校敬了个礼。

　　维基在一旁白了王元元一眼，随后和上校也握了个手说道："上校，您可以和我们解释一下笔记中的这些内容吗？我们对这个秘密部队闻所未闻。"

　　"你们还不知道吧，我们国家为了收回部分残次的仿生人，秘密培养了一批特工。为了避免引起人们的恐慌，一般残次的仿生人会被这些特工秘密处置。因此，为了确保效率，每个特工都会被分到一个组内，每个组由一个组长、一个放哨人、一个杀手和一个拾荒者组成。"上校一改刚上台时的紧张,竟然顺利地一口气说出了如此多的信息。

"原来如此。"王元元摸着下巴回应道。

"组长负责统筹和为整个特工组制定详细的暗杀计划。成为组长一般是每个特工的梦想,因为组长不需要干脏活累活,还拿着最高的酬劳。不过,组长可不是谁想当就能当的,需要以优异的成绩毕业并且拿到奖学金才有资格当选。放哨人负责保护整个组的安全并且避免被普通群众看到,并不是什么特别重要的岗位。杀手则负责对仿生人进行暗杀。杀手这个身份对于体能的要求非常高。最后一个就是拾荒者了,他负责用最快的速度肢解仿生人、清理现场,以便政府回收仿生人材料。"

"拾荒者也就是我们在笔记中看到的这个石榴集团的成员。"维基点点头。

"我感觉他真的有可能是幕后主使,因为他对仿生人的结构特别了解,肢解起来也很容易!"王元元说。

"那医生和研究仿生人的博士不也对仿生人的结构很了解吗?"维基问。

"哦,对哦!"王元元的眼珠子转了转,"等一下!我有想法了!石榴集团中的幕后主使一定要懂仿生人对吧?毕竟是他创造了其余15个仿生人。"

维基手一拍:"你说得好有道理,那我们去调查一下这些人的背

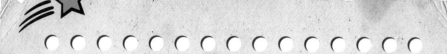

景，或许能有什么新收获。""话说回来，拾荒者的PUA罪是用性别侮辱了女性组员，并且骂所有的人没有脑子。"维基若有所思。

"骂别人没脑子应该是单纯因为他性格暴躁吧？不构成PUA罪。"王元元歪着头说，接着又提议道："不过，如果有反复侮辱女性组员的情况，那么就是一个比较典型的PUA案例了。从古至今，有部分男性会喜欢用这种方式PUA女性，通过给对方打上'女性比较容易情绪化'等标签，让女性认为自己比男性更不能处理问题。事实上，这只是女性因为自己的想法被否决后出于愤怒的一种情绪化的表现而已。"

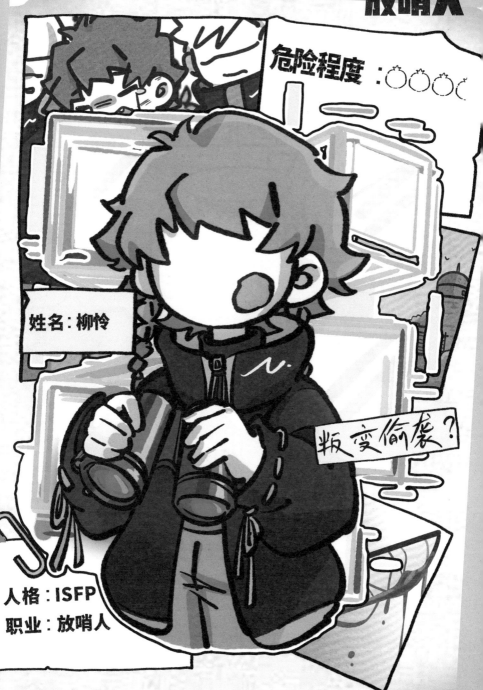

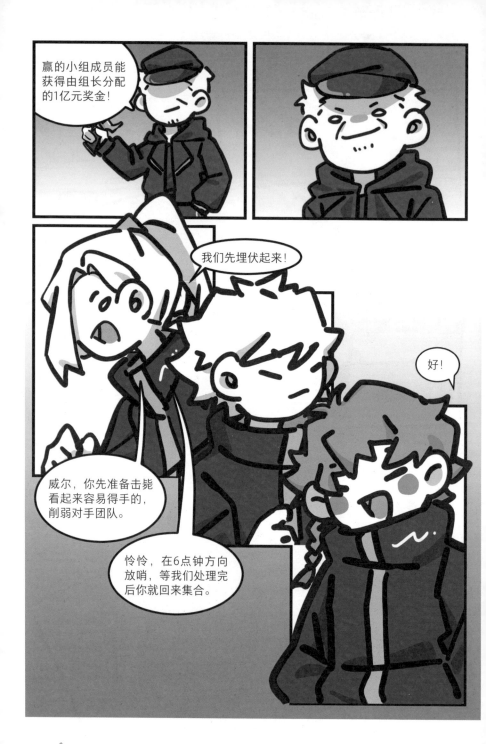

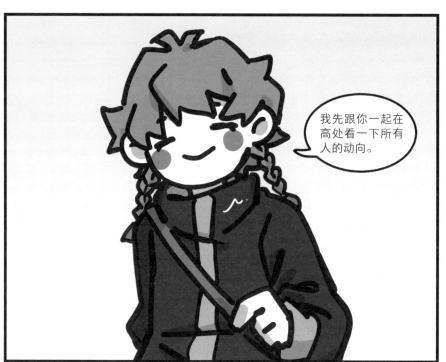

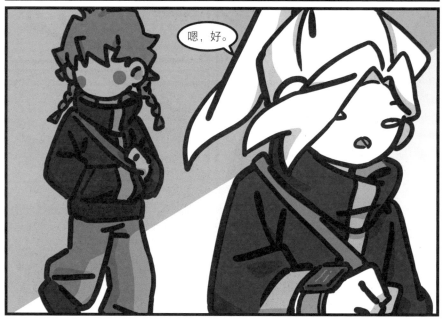

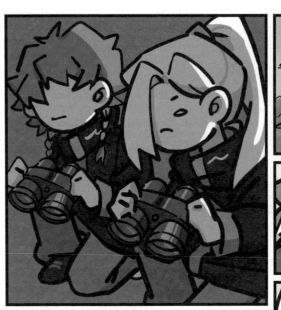

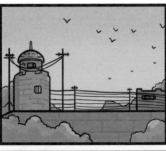

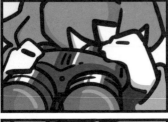

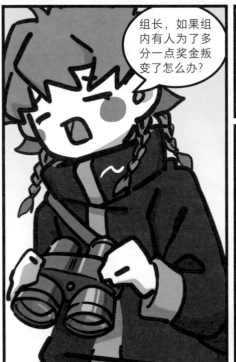
组长，如果组内有人为了多分一点奖金叛变了怎么办？

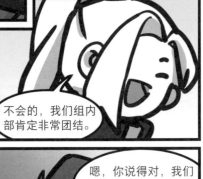
不会的，我们组内部肯定非常团结。

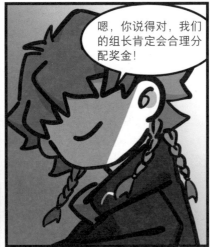
嗯，你说得对，我们的组长肯定会合理分配奖金！

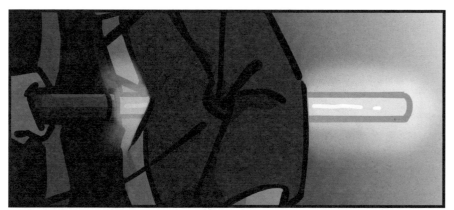

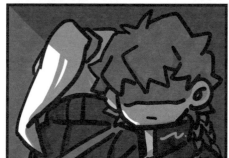

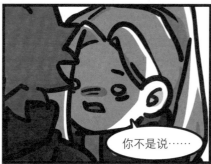

你不是说……

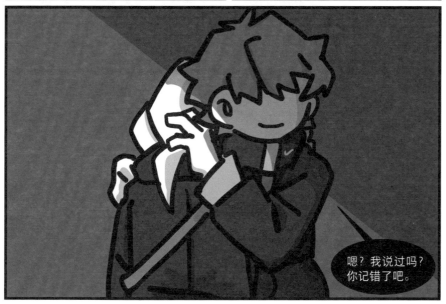

嗯？我说过吗？
你记错了吧。

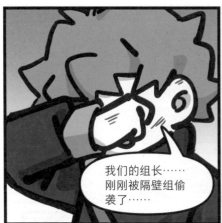
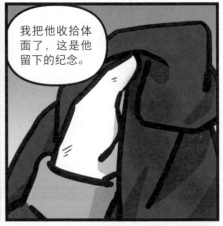
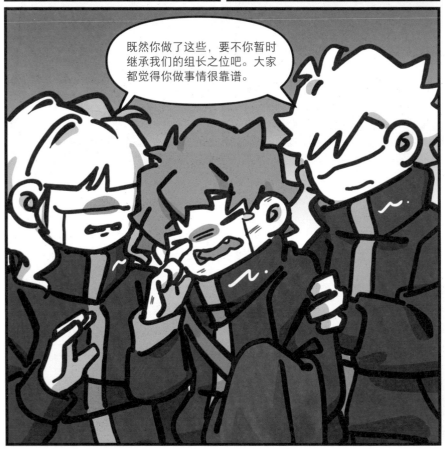

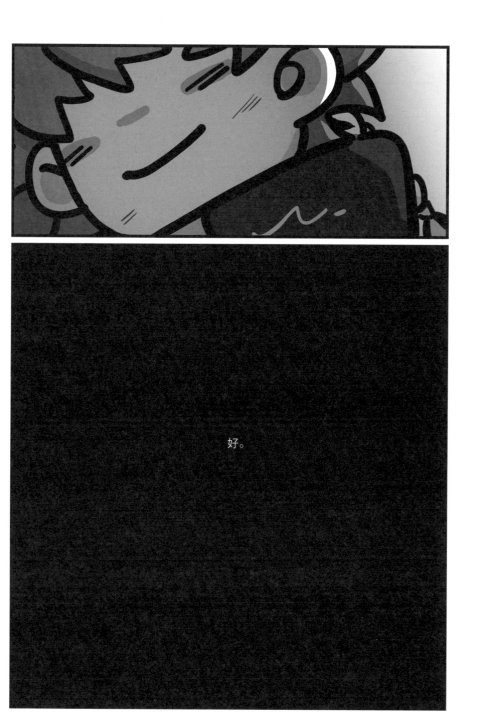

好。

今天，我独自一人在路上散步，试图寻找一些方式让自己的心情好一些。前两天发生的事情太可怕，直到现在，每当我想到当时我的仿生人的脸，我就感觉一阵寒意从脊背升起，鸡皮疙瘩瞬间布满全身，我的皮肤仿佛被无数细小的针尖轻轻触碰，那种冰冷的触感不禁让人难受得抱紧双臂。于是，我开始漫无目的地在街上寻找可以容纳我的地方。街道上，霓虹灯与广告牌交织成一片光的海洋，与天空中的无人机和飞行汽车的灯光交相辉映，营造出一种别致的美感。街道的转角处，有一家不起眼的咖啡厅。这家咖啡厅没有华丽的装饰，门头小得几乎看不见，只有几盆绿植在微风中摇曳。

我缓缓走进店内，这家店空间虽小，却布置得温馨而有格调。木质的桌椅散发着淡淡的木香；墙上挂着的几幅抽象画作，为这个空间增添了一丝艺术的气息。屋内，柔和的灯光洒在每一处角落，营造出宁静而舒适的氛围。店内播放着轻缓的爵士乐，与外界的喧嚣形成鲜明对比。

我皱了皱鼻子，找到一个安静的位置坐下，并拿出我的移动屏幕准备观看《王维诗里的法制节目》的最新一期。

"这个放哨人和之前的拾荒者是兄妹，他俩都是孤儿，因为天资聪慧被政府一起送去训练营当特工。放哨人和她哥稍微有些不一样，她的性格没那么张扬，而且非常喜欢钱财。这次，她残害组长上位很大一部分原因是钱吧？"维基依然穿着那件紫色的风衣外套，皱着眉分析着。

"有谁会跟钱过不去呢？"王元元摸了摸鼻子。

"我也喜欢钱财。"维基跷着二郎腿。

"我也是。"维基二号也跷着二郎腿。

"这个仿生人怎么还在这儿?!"王元元惊得跳了起来。

维基抬头无语地看着王元元好一会儿,清了清嗓进入工作状态:"好了,言归正传。经过确认,上一期的拾荒者和石榴集团有着某种合作关系,他应该不属于石榴集团中的一员。我们之所以会得出这个结论,是因为在爆炸案事发的当天,有目击者表示,拾荒者有携带炸药进大楼的可能性。"

"也就是说,很有可能这个爆炸案是他引起的。除此之外,和他一同有嫌疑的就是他的妹妹——放哨人。"王元元推断道。

维基低头记录着:"案发当天,放哨人是最后一个出现在那栋大楼的,并且爆炸发生后,只有她和拾荒者毫发无损。"

"他们热爱自由,应该不会加入这个组织为其打下手。前段时间,放哨人带领的团队已经在短短一个月内抓获了3个残次仿生人。只不过,这些仿生人和原始厂家提供的一些信息对不上,很有可能是有人在暗地里操作,偷偷篡改这些仿生人的数据,使他们危害社会。"王元元大胆地做出推测。

"那把她也抓走吧。"维基指了指维基二号。

"我看你才像残次品。"维基二号不客气地回怼。

"把我抓走吧,主人。"王元元看热闹不嫌事大,还主动伸出手说。

两个维基同时扭头:"滚!"

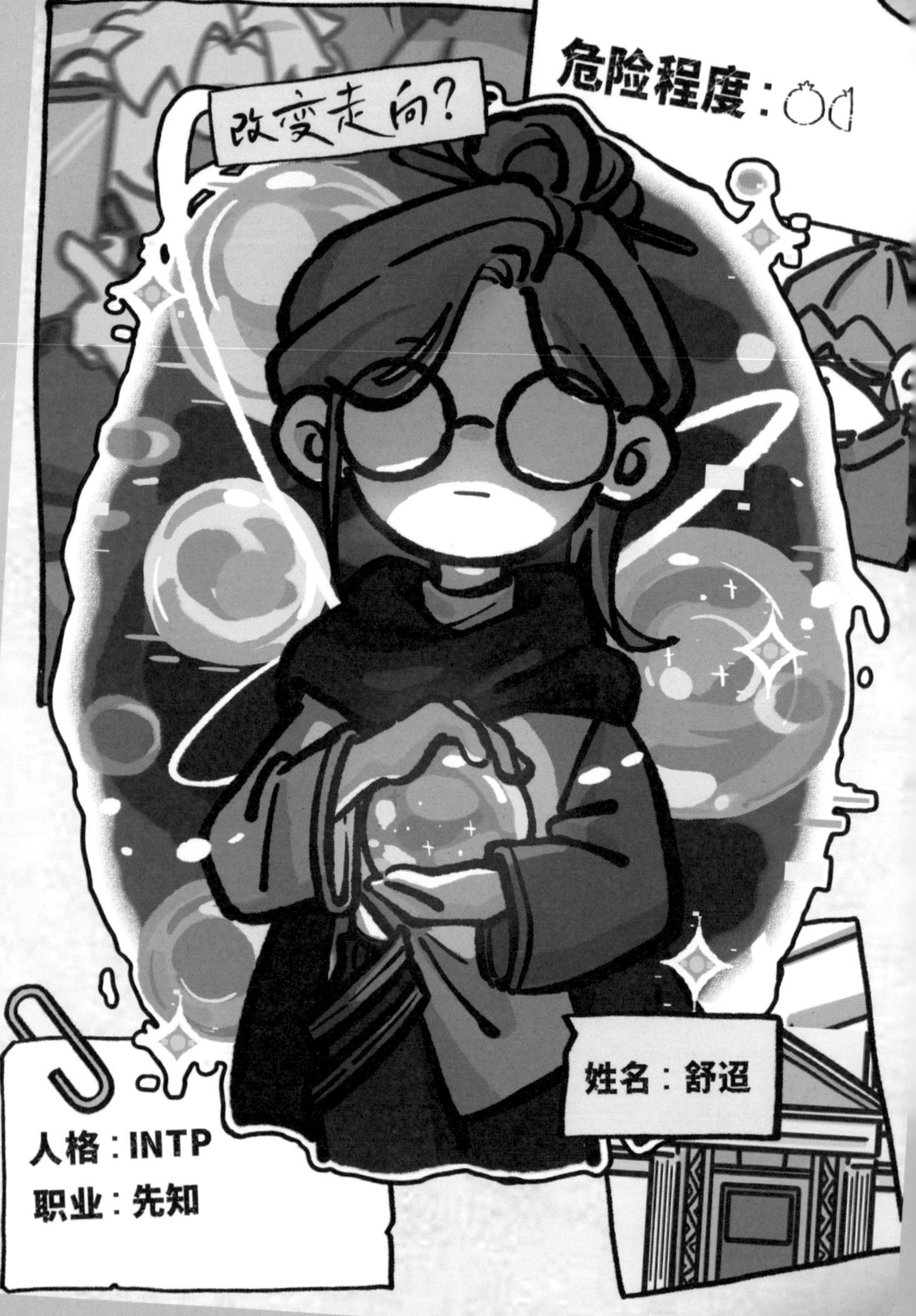

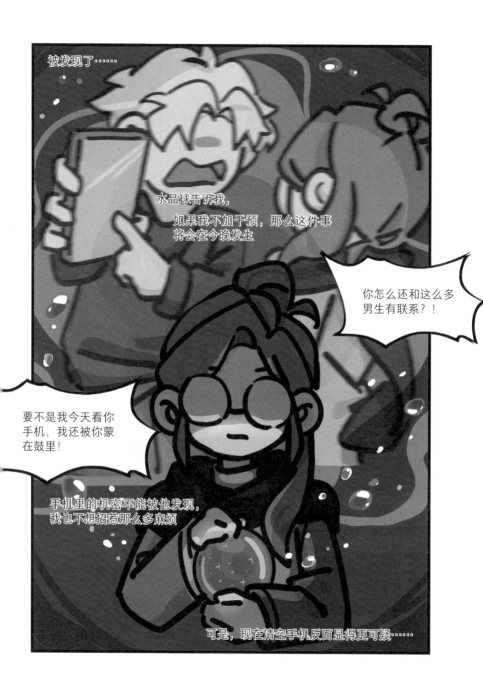

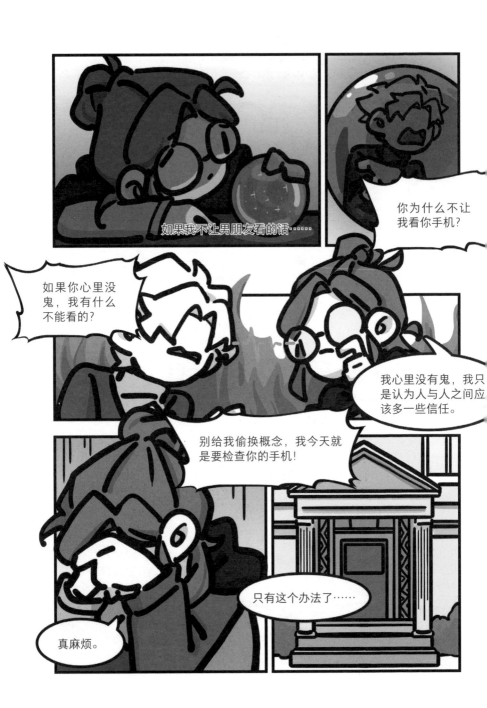

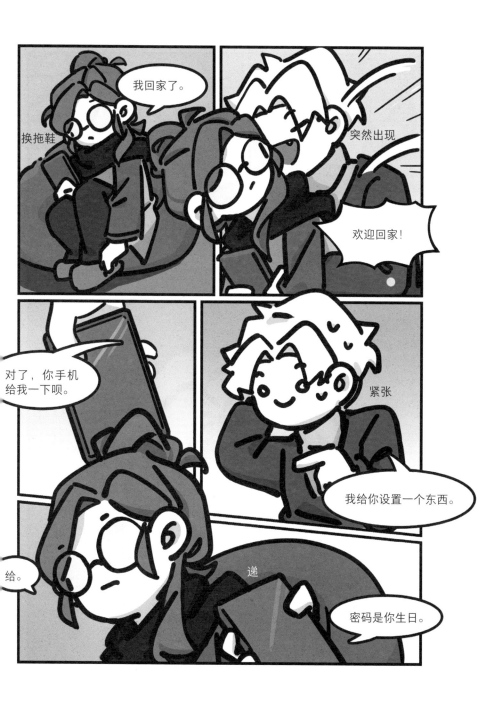

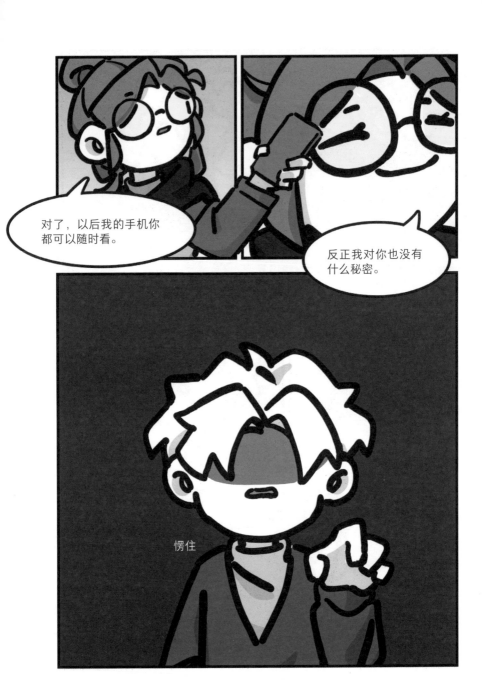

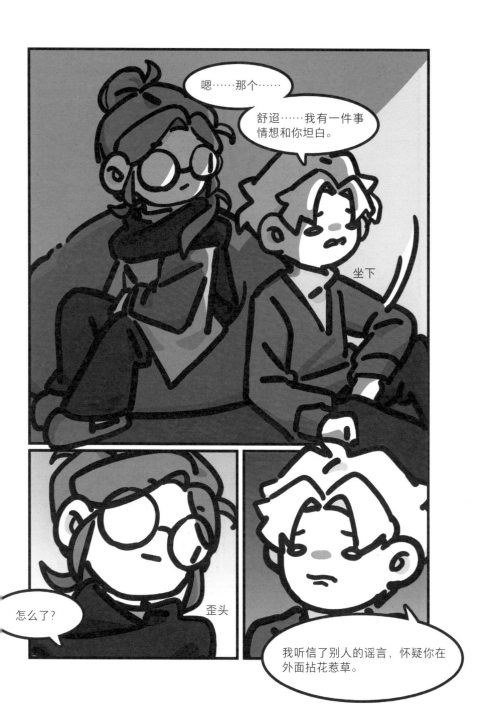

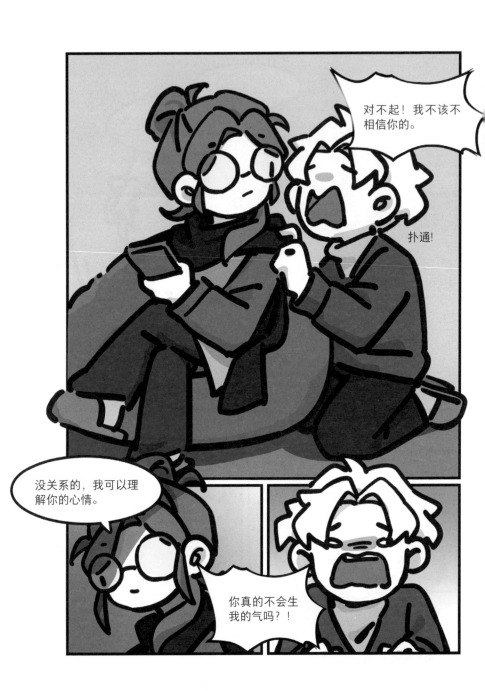

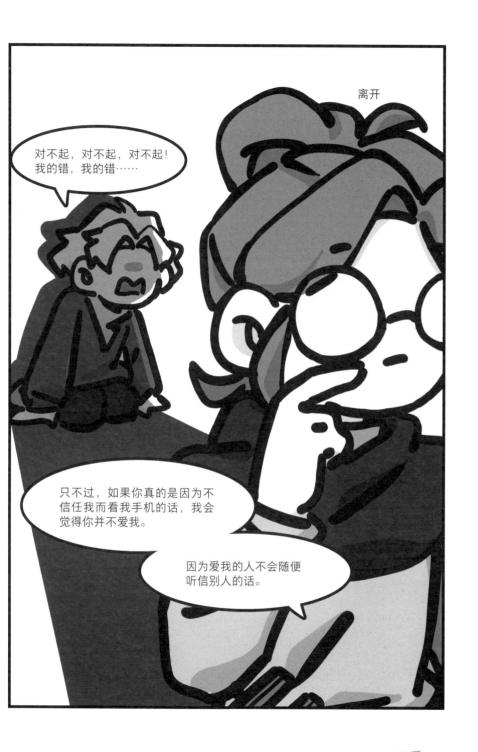

"比起前面几章笔记的内容，这章内容显得非常微观。"维基说。

话音刚落，王元元仿佛想起了什么，猛地一扭头和维基对视了一眼，两个人异口同声地喊出："这个人是怎么知道的?!"

"写这篇笔记的人到底是谁？他怎么会知道这么细节的内容？"王元元脱口而出。

"而且从前面我就觉得奇怪，为什么这个作者会把石榴集团的这些事情记录下来，这不是明摆着要留下证据吗？"维基紧接着也用飞快的语速补充道。

两个人身体后仰，同时倒吸一口凉气。

"细思极恐，我认为，事情远没有我们想象的那么简单。前两期的拾荒者和放哨人有可能是石榴集团中的内鬼？那么，有没有可能，石榴集团中除了有想让仿生人统治世界的一派，还有另外一派存在？"

"那么，之前政客那章中的应该是属于想要仿生人统治世界的那一派，而他们还缺某样东西。"

"那样东西究竟是什么呢？我们先继续看接下来的内容，说不定会有新的突破。"维基说。

"这个笔记中的先知是应诺威集团董事会中重要的一员，她的主要职责就是帮助应诺威集团预测未来的一些事件，她能够在帮助集团获得更大利益的同时规避许多风险。"王元元向镜头展示着相关情报信息。

"有一次，她准确预测了山羊瘟疫的暴发时间，让应诺威集团的科研团队赶在所有人之前研发出了山羊瘟疫的抗体。当然，应诺威集团是不可能和外部共用的，他们限量放出天价抗体给人民群众。毕竟，山羊瘟疫传播速度太快了，而且被感染的人会像疯了一样去攻击其他人类，很多人在还没搞清楚情况的时候就被感染了，这引起了不少恐慌呢。所以没被感染的人都在争先恐后地掏空自己的家底去购买应诺威集团生产出来的天价抗体。"维基说道，一页一页地比对着信息。

王元元点点头并说道："因为这件事情，应诺威集团在医疗界有了不可撼动的地位。很多人因这场瘟疫而去世，仿生人也因此获得了很多免费的人油燃料。"

"先知对于石榴集团来说太重要了，如果我们能通过这些笔记中的蛛丝马迹定判她的PUA罪并且捕获她，我们就相当于给了石榴集团沉重的一击……喂，你在听我说话吗？"维基忍不住拍桌。

王元元不知道从哪儿摸出来一个玻璃球，开始试图预测未来："球球啊球球，请告诉我，石榴集团的幕后主使到底是谁？"

"话说回这个案件，先知利用男友的感情，赌他会因为内疚反而不看自己的手机，因此她逃过一劫，就像是在用现实版的空城计。到此为止，她还没有犯下PUA罪，真正关键的是她之后说的几句话，表面上看起来是在理解对方，实际上是给对方的心里默默种下一个概念的种子，使对方任自己摆布。"维基说。

"让对方在心中默认'看我手机就是不爱我的表现'，从而使对

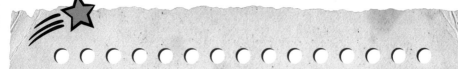

方内疚和自我怀疑。"王元元盯着水晶球,若有所思。

维基点点头:"其实是先知自己的问题,但是通过她的话术和行为包装后,变成了对方的错误,还有点道德绑架的感觉。"

"健康的感情中,对方的一些行为不应该被打上标签,这些行为也许是控制欲或者内心的敏感在作祟,两个人应该共同探讨对方和自己产生矛盾的原因。"王元元总结道。

"我赞同!"维基举手大喊。

关掉视频,我打开音响,又开始坐在我的工作室内冥想了。窗外的阳光透过百叶窗洒在桌面上,形成斑驳的光影。我的思绪在爵士音乐声中飘荡,我仿佛与世隔绝。突然,一阵轻微的敲门声打破了这份宁静。我抬起头,看到门缓缓打开,我的仿生人站在门口,手中拿着一杯咖啡。她身着剪裁合体的西装,显得干练而优雅,一头乌黑的长发被精心盘起,露出了优美的颈部线条。她的嘴角微微上扬,一颗小巧的痣点缀在那里,为她的微笑增添了几分俏皮和神秘。

"你的咖啡。"她说。

第九章 ENTJ 财阀

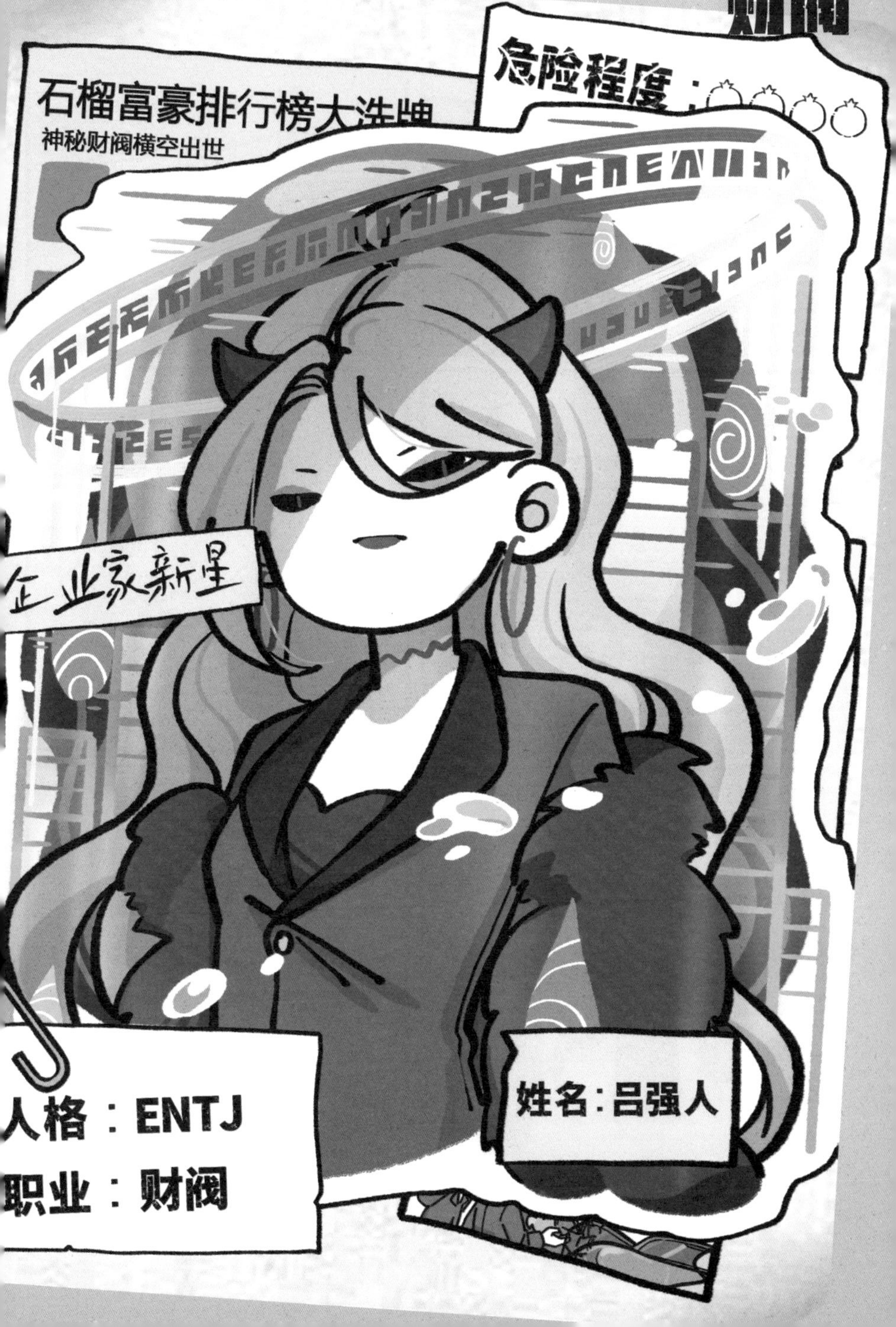

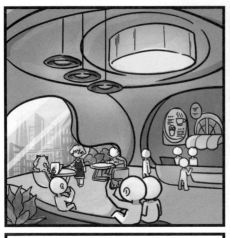

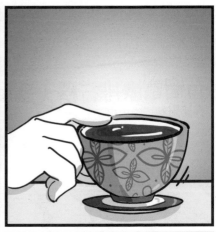

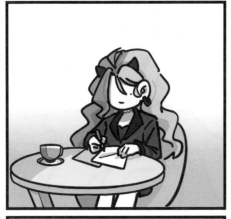

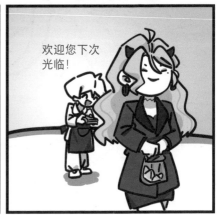

欢迎您下次光临!

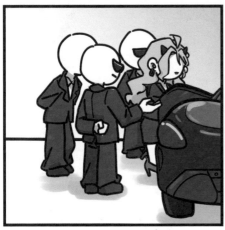

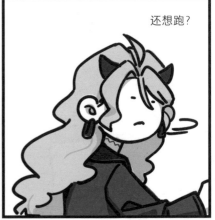

还想跑?

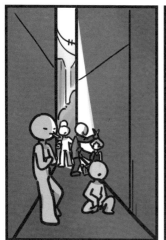
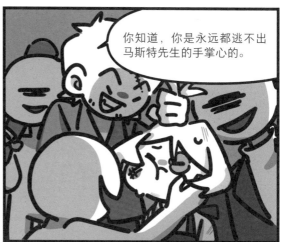

你知道，你是永远都逃不出马斯特先生的手掌心的。

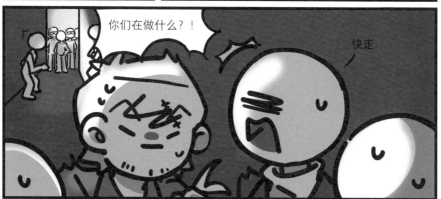

你们在做什么？！

快走

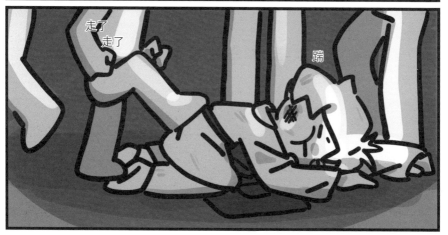

走了

走了

踹

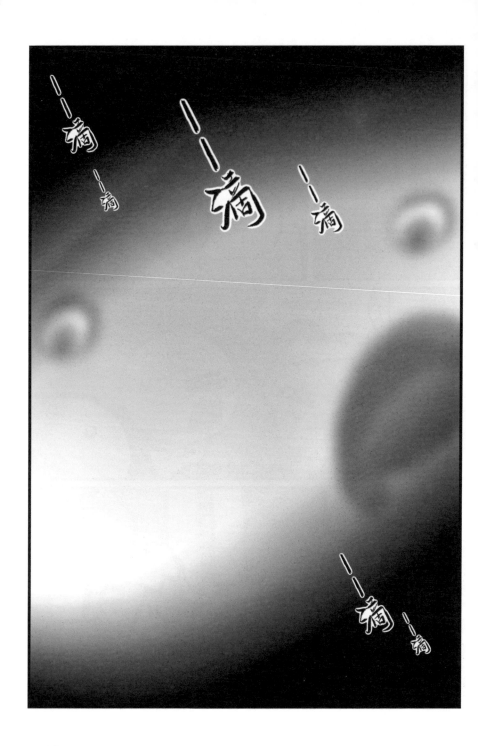

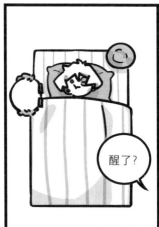

醒了？

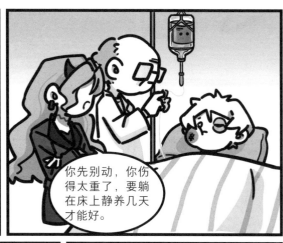

你先别动，你伤得太重了，要躺在床上静养几天才能好。

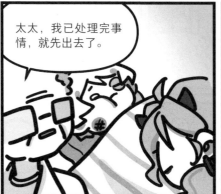

太太，我已处理完事情，就先出去了。

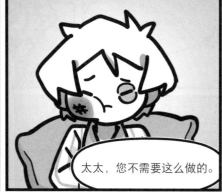

太太，您不需要这么做的。

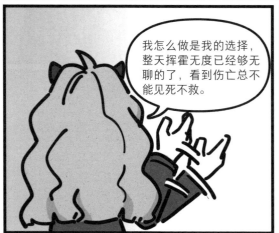

我怎么做是我的选择，整天挥霍无度已经够无聊的了，看到伤亡总不能见死不救。

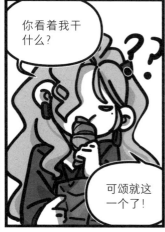

你看着我干什么？

可颂就这一个了！

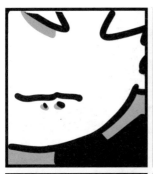

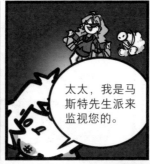

太太，我是马斯特先生派来监视您的。

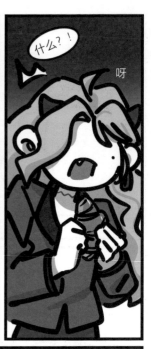

什么？！

呀

先生说，我是他最大的秘密武器，用来对付太太。

其实，我已经在您身边潜伏好几年了。

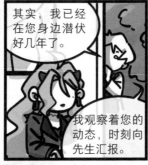

我观察着您的动态，时刻向先生汇报。

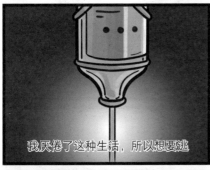

我厌倦了这种生活，所以想要逃

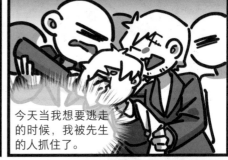

今天当我想要逃走的时候，我被先生的人抓住了。

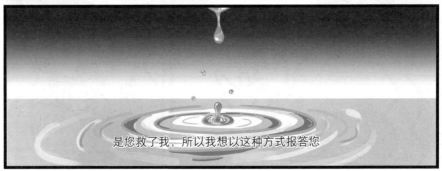

是您救了我，所以我想以这种方式报答您

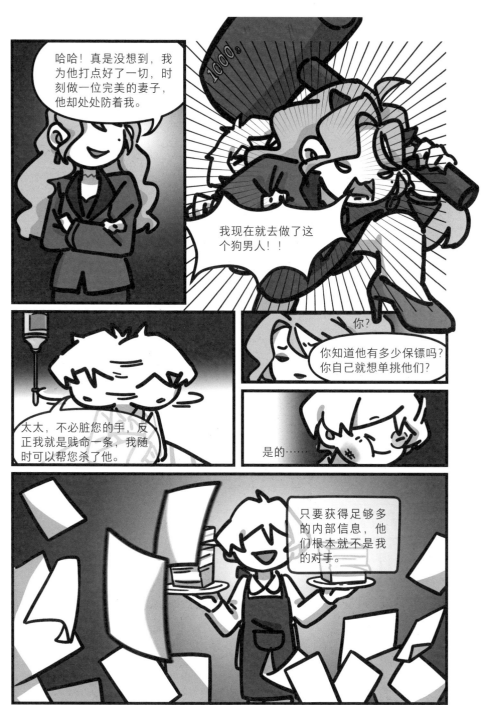

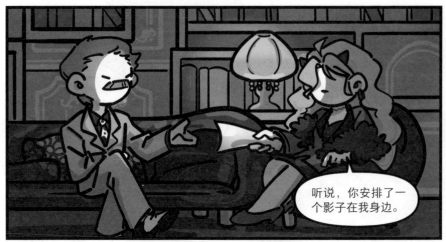

听说，你安排了一个影子在我身边。

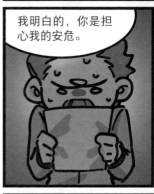

我明白的，你是担心我的安危。

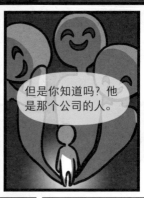

但是你知道吗？他是那个公司的人。

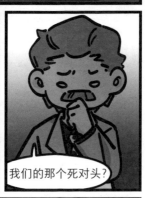

我们的那个死对头？

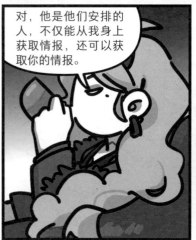

对，他是他们安排的人，不仅能从我身上获取情报，还可以获取你的情报。

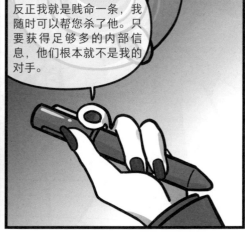

反正我就是贱命一条，我随时可以帮您杀了他。只要获得足够多的内部信息，他们根本就不是我的对手。

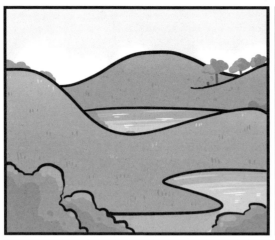
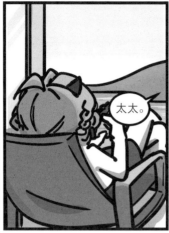
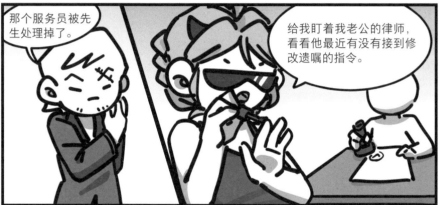
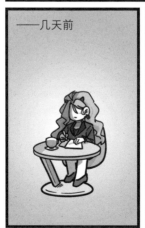
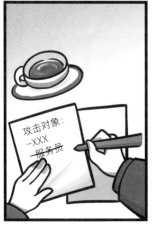
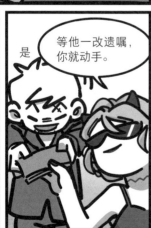

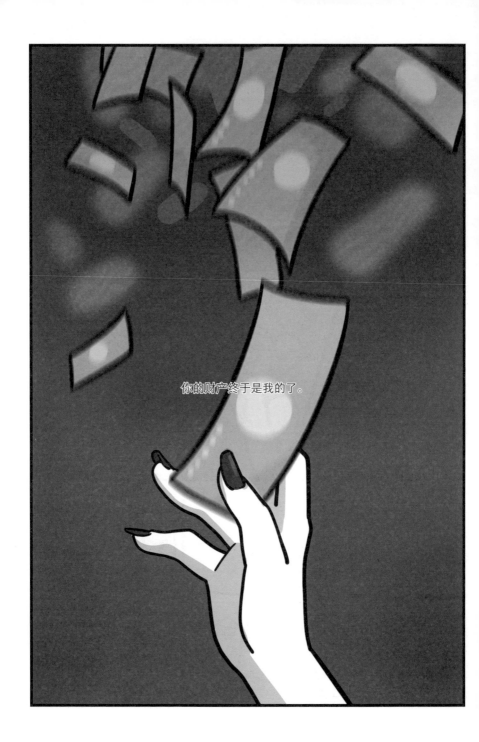

"笔记中，上市集团的老总马斯特在突然修改他的遗嘱受益人为他的太太之后，莫名其妙地暴毙在了他的私人游艇上。法医初步鉴定是由于原发性脑出血。由于他的太太情绪过于激动，拒绝尸检，因此警方无权获得更多关于马斯特死亡的信息。"维基缓缓说道，她身穿一件精致的紫色高尔夫女士服，和王元元一并站在一片绿洲前。

　　"马斯特太太就是之前克隆人故事中的财阀太太吧？"王元元惊道，她上身穿着一件合身的浅豆绿短袖衬衫，下身则是一条剪裁合体的奶黄色短裙，看起来非常简约大方。

　　"不光是克隆人的故事，先知故事中的应诺威集团也是她旗下的产业。"维基接着说。

　　"好家伙，碰上真财阀了。"王元元一脸震惊道。

　　"马斯特太太为了财产杀了自己丈夫的消息在上流圈的太太们之间引起了不小的轰动，大家表面波澜不惊，实际上都在私人聚餐时花上好几个小时讨论这件事情，毕竟，哪有这么巧的事情呢？""我推测，马斯特太太在石榴集团中主要负责在上流社会拓展人脉和获取信息。之前她的先生一直限制着她的行动，并且对自己手中的一手资源有所保留，所以她才会选择用这种方式彻底取代自己的丈夫。"维基边说边点头，仿佛在思考些什么。

　　"啊？这……原来是她设的一个局？"王元元扔掉手中的高尔夫球杆，撩了一下头发，"好狠的女人。"

　　"是离间计，这个太太通过谎言得到了双方的信赖，既除掉了

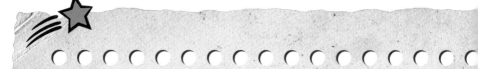

眼线，又得到了遗产。太太对先生的眼线谎称自己不知道自己的丈夫在监视自己，并且给自己立了一个可怜的人设，引起眼线的同情。同时，太太又向自己的先生撒谎，扭曲眼线说的话，让先生和眼线之间产生矛盾，最后两败俱伤。"维基接着说。

王元元扭扭捏捏地凑到维基旁边，捏着嗓子说："维基～你不会也PUA过我吧？那我只能把你捉拿归案了哦～"

"我什么时候PUA你了？"维基一脸无语。

王元元转着圆溜溜的眼睛，一脸无辜地说："上次你还跟我说了摄影大哥的坏……"

"咳咳咳！"维基好像突然被空气呛到了，一边咳嗽一边不受控制地把正在"口出狂言"的王元元的嘴给捂住了。

"我调查了马斯特太太旗下所有的产业，"王元元摆脱维基的手喊道，"你猜怎么着？几乎所有产业都和医疗与生命科学相关。"

"我顺势往下挖了挖，发现一年前，马斯特太太的仿生人研究所曾经存在过一位天才科研人员，几乎是他带领着团队研发出了无数与仿生人相关的创新科技。但是最近，这位科研人员突然失踪了。奇怪的是，虽然这位科研人员带领着整个团队在做研究，但是居然没有一个人可以详细描述他的特征。只有人记得，他有着一头乌黑的头发和嘴角的一颗痣。"

维基突然像想起了什么似的，看向屏幕恍然大悟地说："还记得当时政客故事中的录音吗？我们推测，石榴集团需要某个物品才可以继续制作高级仿生人。现在看来，我们当时的推测错了。"

　　"石榴集团需要的不是一个物品，而是……一个人！"

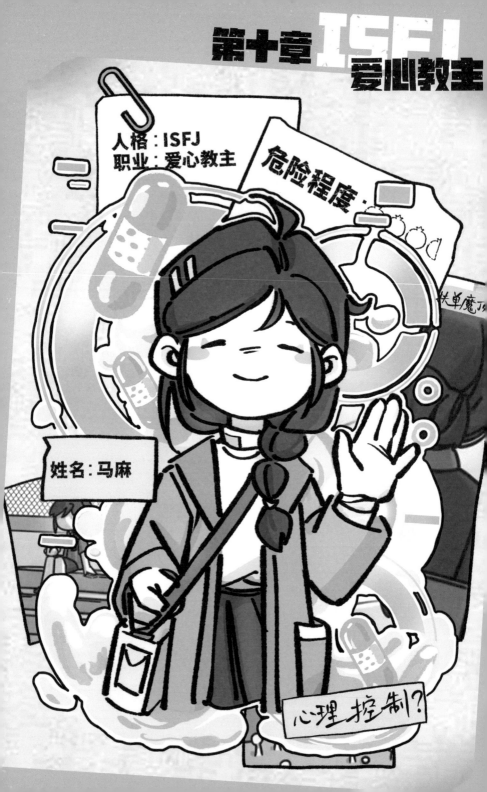

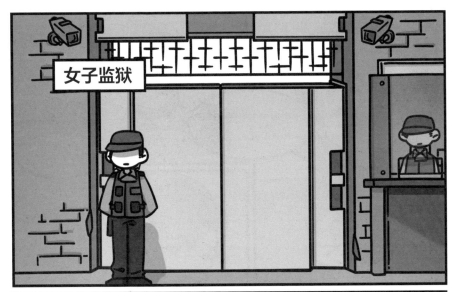

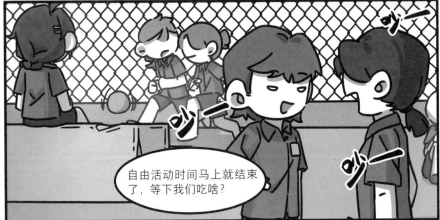

自由活动时间马上就结束了，等下我们吃啥？

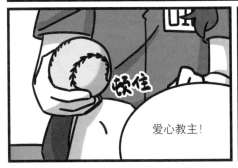

爱心教主！

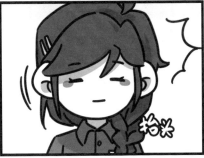

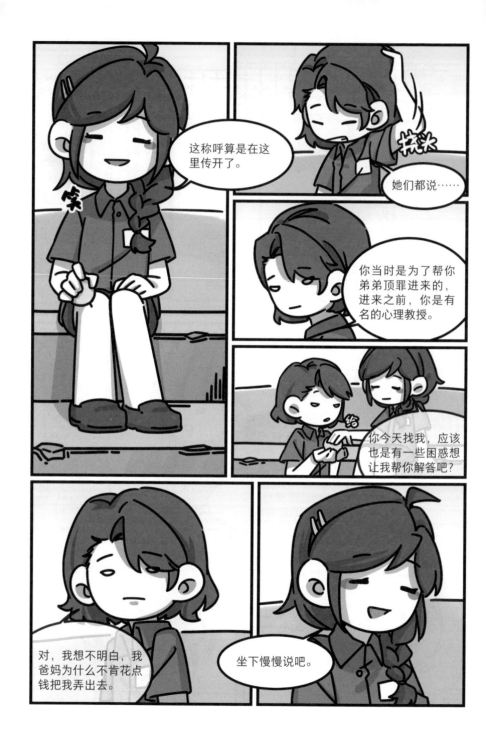

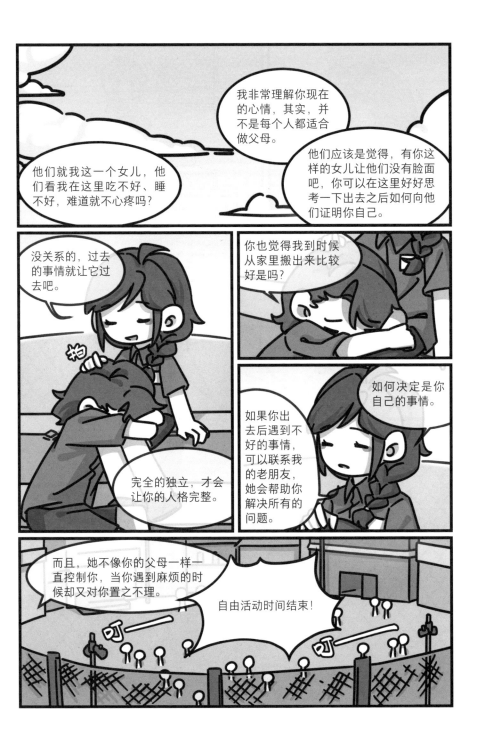

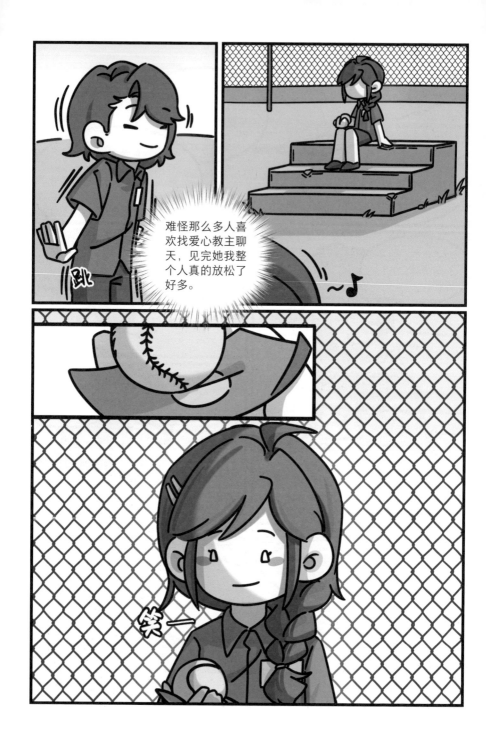

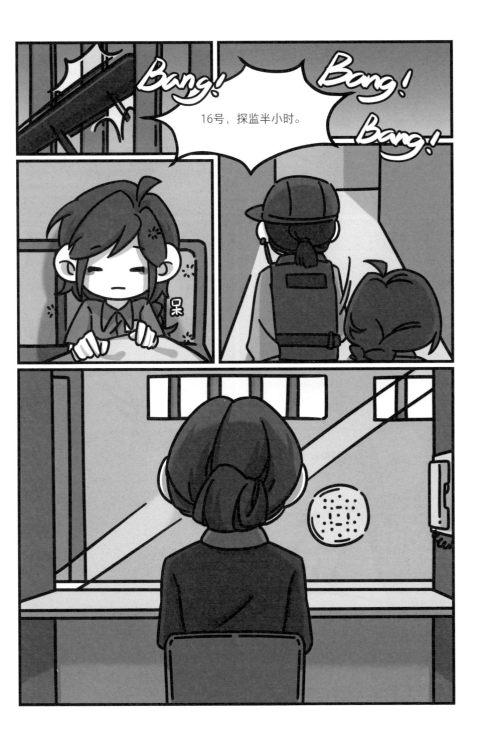

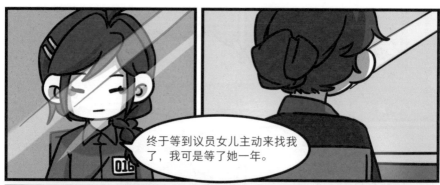

终于等到议员女儿主动来找我了，我可是等了她一年。

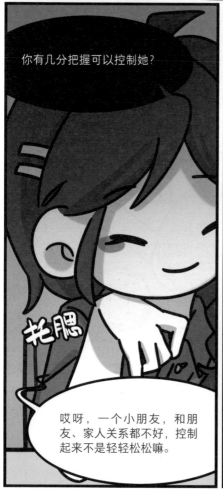

你有几分把握可以控制她？

哎呀，一个小朋友，和朋友、家人关系都不好，控制起来不是轻轻松松嘛。

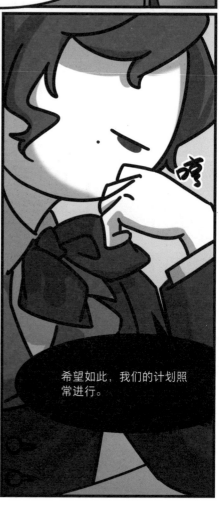

希望如此，我们的计划照常进行。

　　王元元忍不住鼓掌："花了一年的时间只为控制议员的女儿，爱心教主下了好大一盘棋。"

　　"而且，她选择等待对方主动接近自己，让信赖程度进一步提升。"维基也应声附和道。

　　"爱心教主是石榴集团中最神秘的角色，因为她大部分时间都在监狱中度过，得到有关她的详细信息非常困难，就连这个笔记中的内容都是根据我们得到的非常零碎的信息拼凑出来的猜想。"王元元说。

　　"目前，通过我们已有的信息可以确定，她绝对不是因为什么普通的犯罪而入狱的，她是因为自己想进去才去的。她这个级别，躲在监狱里反而会比在外面活动少许多追杀她的人。"

　　画面一转，两个人突然出现在了一个熟悉的场景中。是笔记中的监狱！她们来到了笔记中的监狱！不会错的，这个监狱是一个八边形的建筑。墙壁由先进的复合材料筑成，表面光滑如镜，反射着未来的光芒。这些墙体不仅具有极高的物理性能，还融合了智能监控系统，能够实时监控、分析和响应任何异常活动。这样的女子监狱，我知道的只有这一所。

　　"我们来到了全国最有名的女子监狱——自由。"王元元的声音从拿着的话筒中传了出来。

　　"这个名字好讽刺。"维基说。

　　"爱心教主在经历了爆炸案后，又被送回了这里。据说，当时她是在两日的自由外出期间由狱警陪同出去的。"

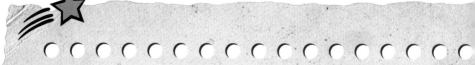

"那么，我们今天就直接采访这位石榴集团中的一员，听听她想说些什么吧！"

画面一转，王元元和维基坐在了一个密闭的白色空间内，她们身后站着一位身着精致的白色西装的男人，看起来像工作人员。房间内布置简洁，一张长桌和几把椅子构成了主要的家具，桌上放着一部电话，这是监狱内常见的摆设，作用是与监狱内的人通话。

那位工作人员开口说："我的最高权限只能允许我带你们来这里与囚犯通话三分钟，时间一到，你们必须离开。"

"明白。"王元元回答道。

维基拿起电话听筒，和王元元一起静静等待着对面接起电话。在这个充满紧张气氛的房间里，时间仿佛被拉长，每一秒都显得格外漫长。两位侦探静静地坐在各自的位置上，空气中弥漫着一种令人感到压抑的沉默，只有偶尔传来的呼吸声和远处的钟表滴答声在悄悄打破这份宁静。她们的脸上写满了期待与不安，眼神中闪烁着对即将要发生的不确定的事情的紧张情绪。

"喂，你好？"电话的对面响起了一个温柔的声音。她的声音温暖如春日的阳光，轻柔地洒在心田，仿佛能够驱散所有的阴霾。那声音蕴含着无尽的温柔和关怀，每一个字都像是被爱抚过的羽毛，轻轻拂过听者的心灵。

"你……你好，我们想采访你。"两位侦探异口同声地说，难得见她们这么紧张，都显得有些语无伦次了。

对方先是笑了笑，随后说道："好啊，可是我什么都不记得了。只听周围的人和我说，我因为一场爆炸丢失了大部分的记忆，而且我还是个因犯。"

"啊……额……对于你的经历我们也感到非常遗憾。"维基仿佛大脑短路了，说话也不流畅了。

"你的声音好好听啊！特别像我一个同学！就是有那种'银铃般的声音'，哈哈！"王元元挺身而出，帮维基化解了尴尬。

维基向王元元抛去了一个感激的眼神，继续说道："如果你还有什么记得的片段，麻烦告诉我们，我们想要调查爆炸案的真相。"

爱心教主在电话那头沉默了一会儿，随后说："只有一些非常零散的碎片，主要都是我入狱前的事情了。我记得，当时我是被关在一个笼子内生活的。我一个人被束缚在狭小的笼子里，四周是冰冷的铁栏。"爱心教主顿了顿，继续说："好像记忆中从没有吃过任何食物，我应该是仿生人吧，所以才会被这样对待。因为经历过那样的生活，所以我反而觉得在这牢内的生活更加舒服自在。现在，我每天都有饭吃，有自由活动时间，还可以和别人一起聊天运动。我没有什么特别的想法，只要能轻轻松松地活着就好了。"

维基还想说些什么，却被身后的工作人员打断："好了，时间到了！请离开！"

工作人员非常不客气地打开门，站在门口看着王元元和维基，这是一种无声的催促。

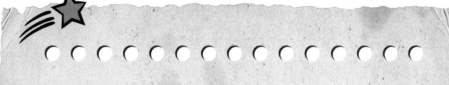

　　两位主持人在离开时转头对镜头说："好了，今天的节目就到这里，我们下期再见！"

　　伴随着片尾曲，这一期就这样匆匆结束了。我有一种预感，她们快要把目前获得的所有碎片拼起来了。我站在窗前望着窗外的雨景，心中涌动着一股难以言喻的复杂情绪。这是一种喜悦与忧伤交织、希望与迷茫并存的感觉，就像一首未完成的交响乐，旋律在心中回荡，却找不到合适的和弦来调和。

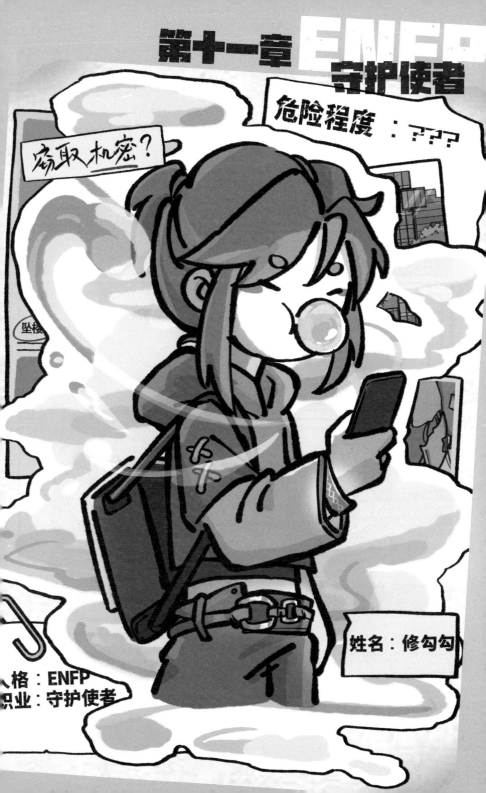

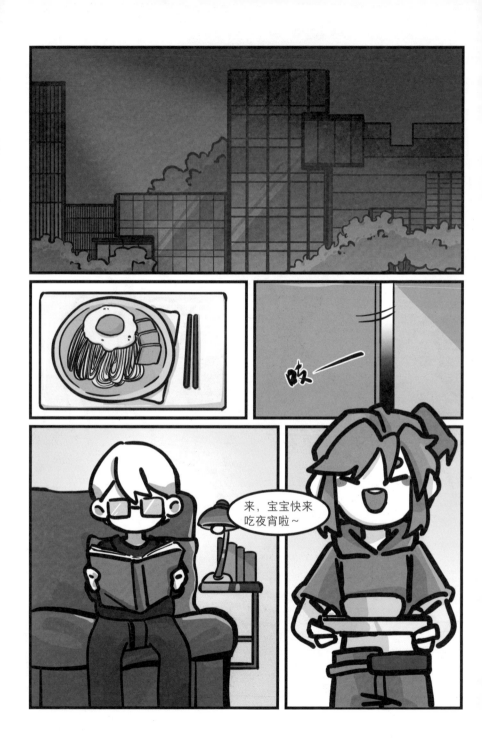

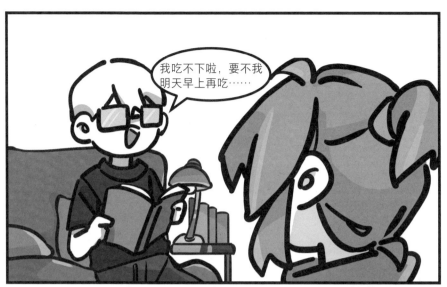

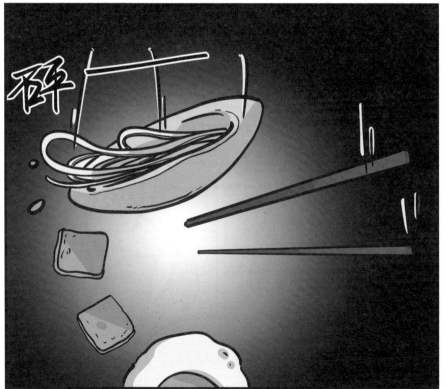

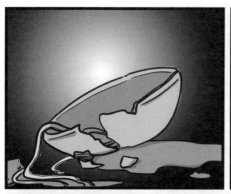
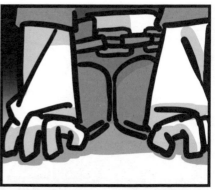
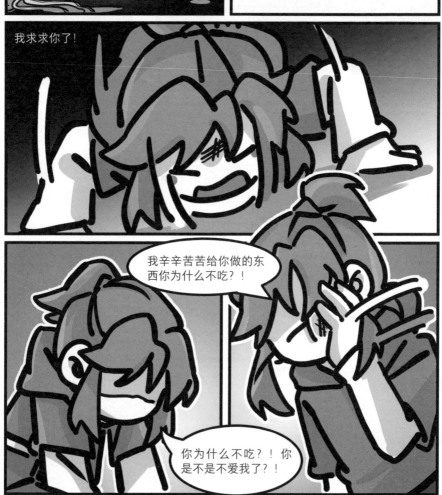

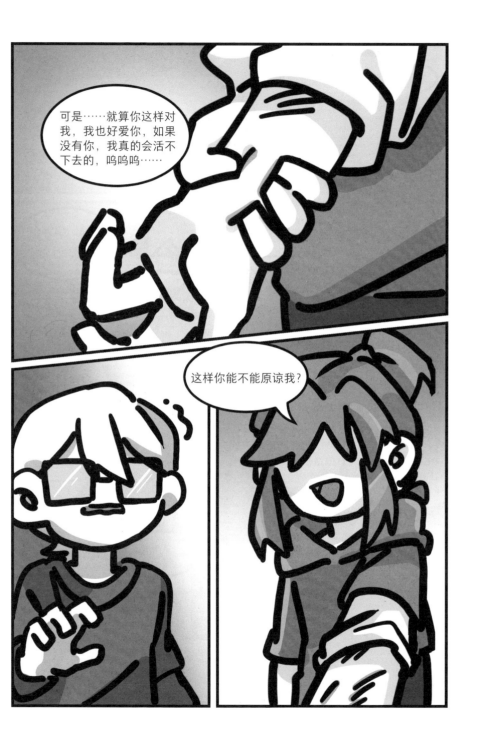

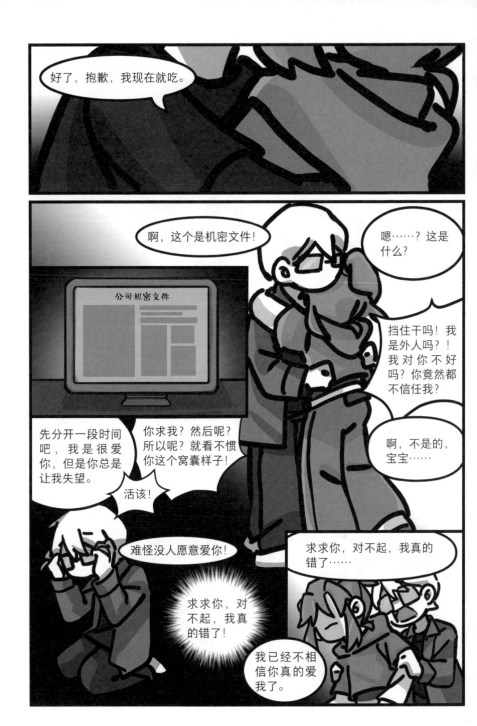

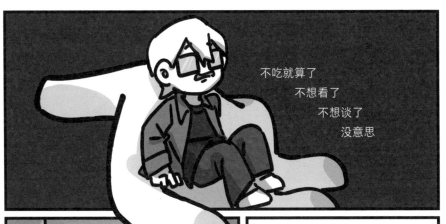

不吃就算了
不想看了
不想谈了
没意思

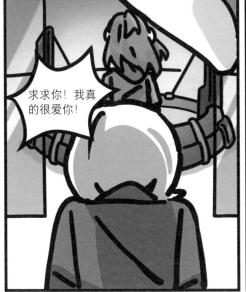

求求你！我真的很爱你！

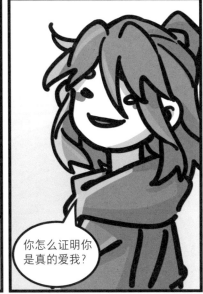

你怎么证明你是真的爱我？

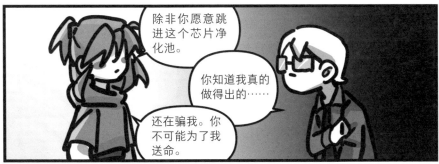

除非你愿意跳进这个芯片净化池。

你知道我真的做得出的……

还在骗我。你不可能为了我送命。

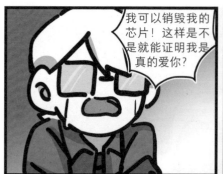

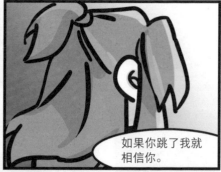

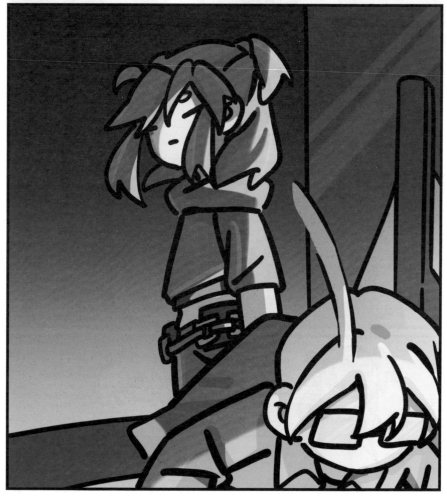

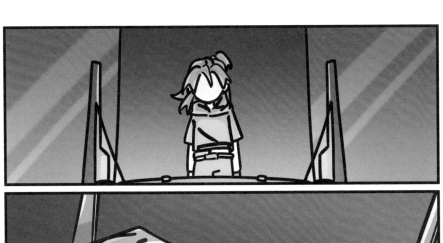

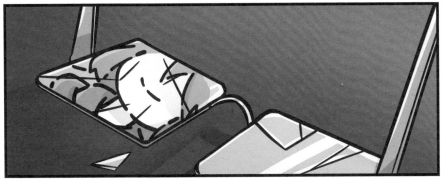

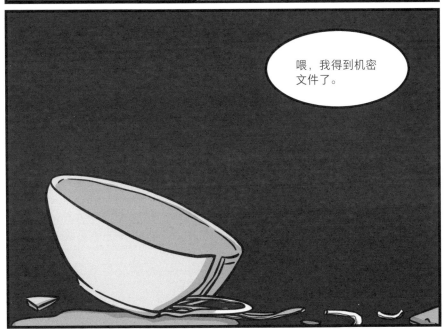

喂，我得到机密文件了。

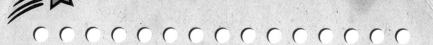

　　"这里的守护使者犯了一个很常见的PUA罪。这个罪的核心是，被PUA的人完全摸不透对方生气的地方在哪里。可能对方平时对你的照顾无微不至，但在一些完全意想不到的地方突然暴怒，把你贬低得一文不值。这种情况通常会导致被PUA者慢慢顺从施暴者的想法和意识，因为PUA罪犯会经常让被PUA者感到恐惧。被PUA者既不知道规则，又不知道如何解决，只有选择顺从。从根本上看，两个人的关系并不是平等的，而是一方居高临下控制着另外一方的一言一行。"王元元捧着台本读。

　　"最好的摆脱这种PUA的方式就是坚持自己的内心，要记住，你们是一样的个体，谁也不比谁低一等。永远要把自己放在最重要的位置上，并且坚持自己的观点。对方生气的原因可能有很多，比如对方的心理问题、对方的控制欲和对方的愤怒情绪。许多时候，并不是所有的矛盾都是因你而起的，因此，你也不需要过多地责怪自己。"维基附和着。

　　今天节目的风格一改往常的娱乐诙谐，变得十分严肃，充斥着两个侦探自己的想法。当我打算叫许诺来关掉电视时，我瞟了一眼节目，只见两位主持人正襟危坐于桌前，面容严肃，眼神专注而深邃，仿佛正准备迎接一场重要的访谈或讨论。周围的灯光聚焦在她们身上，尽管她们表情严肃，但眼神中透露出的是对观众预告的本期内容绝对劲爆的承诺。

　　"这章笔记的内容与先知那一章的类型是一样的，普通人无法知

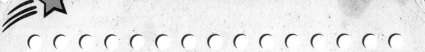

道如此细节的内容。"维基拿着厚厚的资料，缓缓说道。

"但是，与先知案件不同的是，这章笔记包含了一起坠楼命案。"王元元也一改平时的风格，板起了脸说道。

我的动作猛地停顿，手中的工具滑落在桌面上，发出清脆的声响。难道说……

"我们查阅了那个时间段所有的坠楼案，发现并没有笔记中的那起案件。"维基说。

王元元突然眼前一亮："也就是说，我们今天可以确定，这本笔记，确实是某个人伪造，且故意想让我们发现的。"

"我们猜测，写这本笔记的人不是石榴集团中的一员，但是却意外得知了他们真正的目的。于是，这本笔记的主人编造了这本笔记中的一系列故事，引导我们帮他追捕那16个人，希望我们能阻止他们的行动。"维基自信地整理好信息文件，伴随着啪的一声结束了节目。

我呆呆地坐在工作台前，双手无力地搭在桌上，眼神空洞地望着屏幕，仿佛即将被眼前电视里播放的内容吞噬。

没想到，她们这么快就发现了。

第十二章 ESTJ 律师

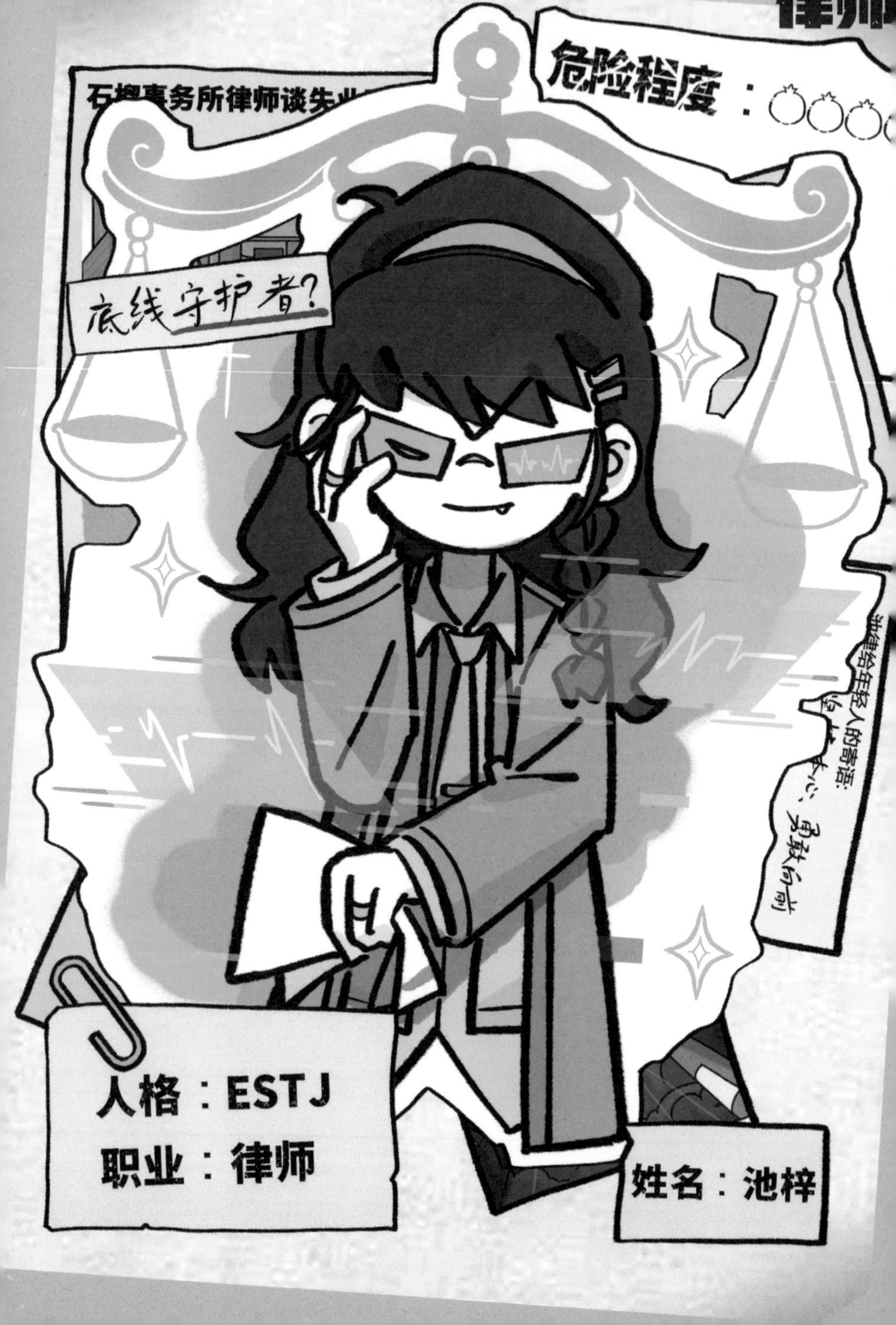

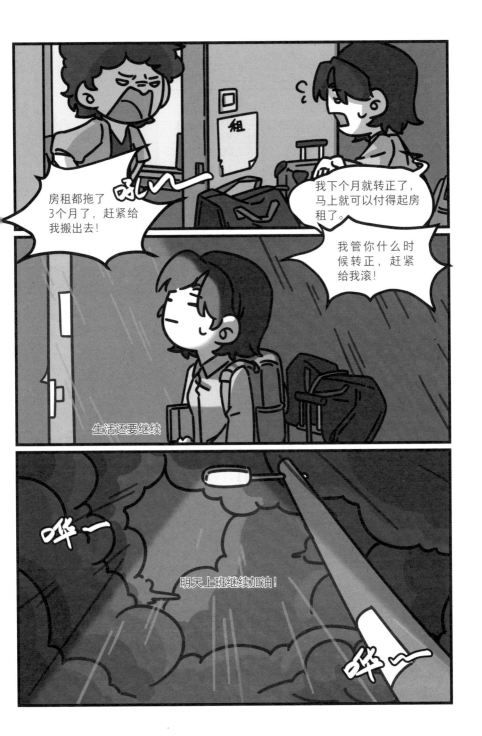

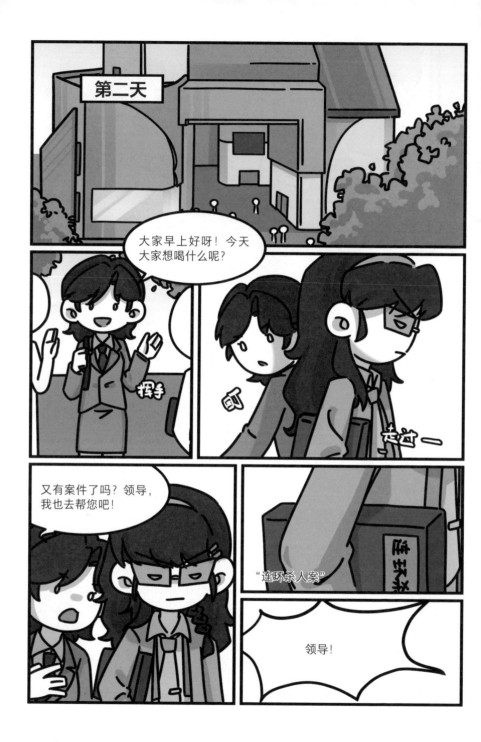

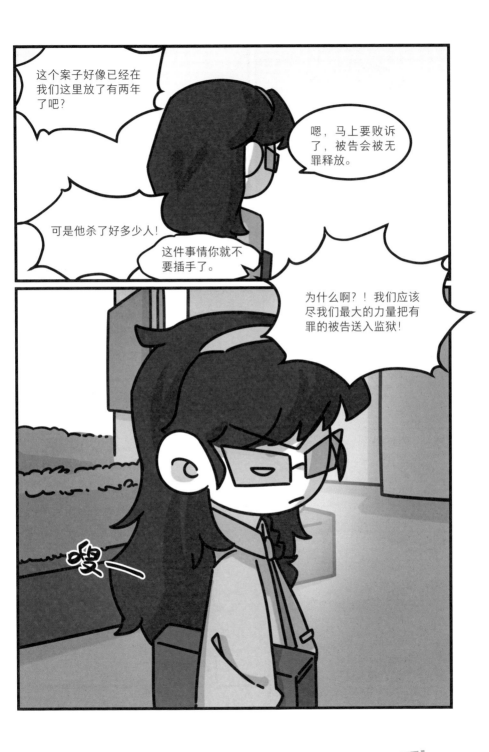

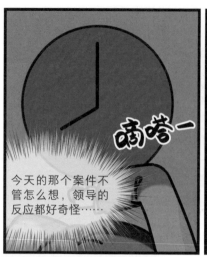

今天的那个案件不管怎么想，领导的反应都好奇怪……

嘀嗒一

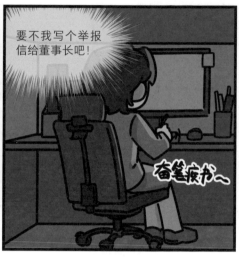

要不我写个举报信给董事长吧！

奋笔疾书～

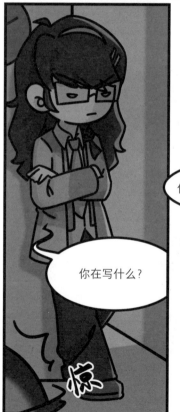

你在写什么？

惊

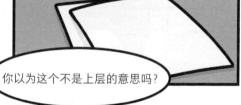

你觉得今天的事情是你在维护正义吗？

你以为这个不是上层的意思吗？

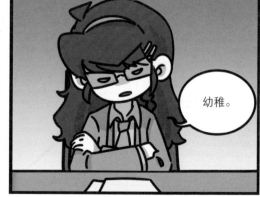

幼稚。

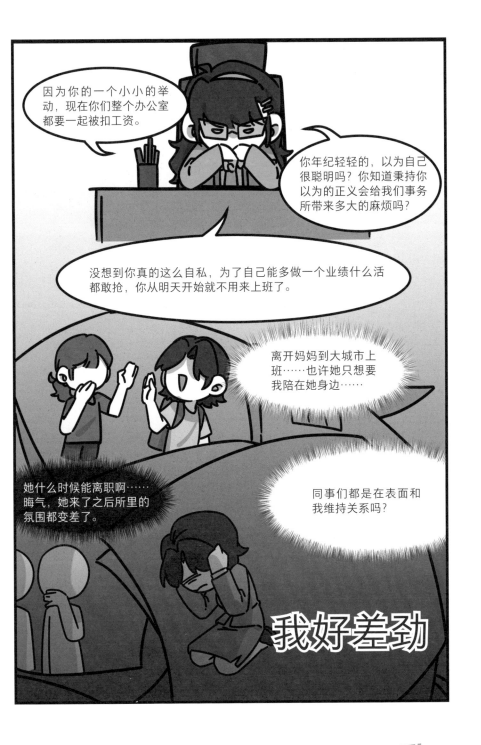

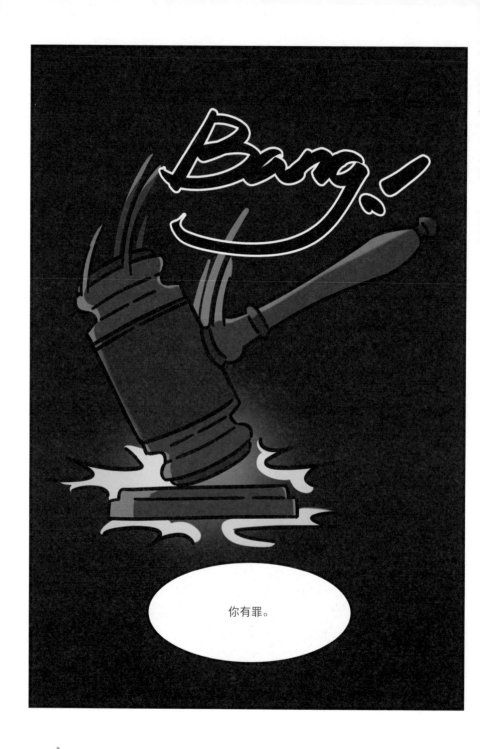

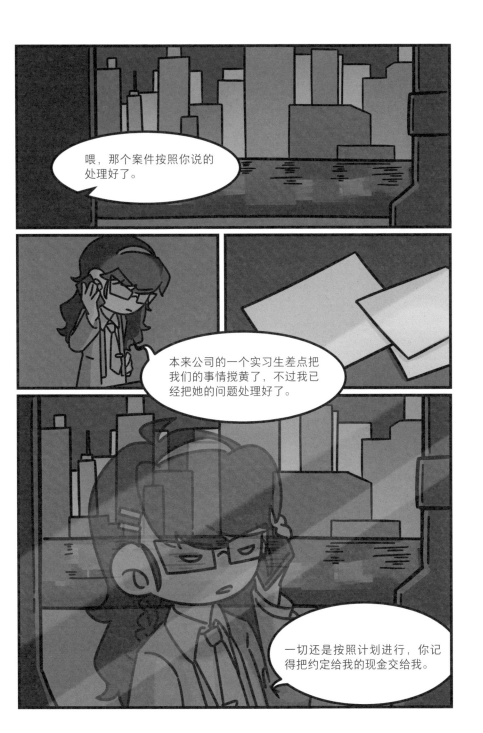

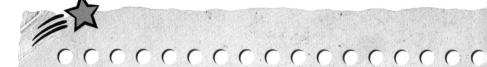

今天的节目中，维基还是非常官方地简单做了一个开场白："大家好，欢迎收看今天的节目。随着我们缜密的推理和坚持不懈的努力，真相的轮廓开始逐渐清晰。我们能感觉到，我们马上就要解开这个案件的谜底了。"

王元元手中拿着一个银色的信封，把她新做的浅绿色美甲衬托得更加鲜艳好看，她说："我手中拿着的是我们刚刚收到的关于笔记中的律师这一章节的举报信，我们将在这里把举报信里的内容读给大家听。"

举报信内容如下：

亲爱的《王维诗里的法制节目》制作组：

我是这篇笔记中的律师事务所的一名员工，也是你们节目的一名粉丝，我希望提供一些关于我们老板的线索，帮助你们破案。之所以采用匿名信的方式来举报，是因为害怕举报了之后会发生的事情，所以请务必对我的身份进行保密。

我们的老板以前的性格并不是这样的，虽然从前的她比较一板一眼而且精益求精，但是她对大家都非常宽厚，同事都非常喜欢她。但是不知道从哪天起，她突然像换了个人一样，虽然感觉好像哪里都一样，但是在公司的压力变大了。她会让我们故意打输一些官司，或者是动用伪造的证据帮助一些罪犯脱罪。

在这期节目播出后，我偷偷调查过我们公司过去打过的所有官司，我发现，目前播过的所有石榴集团的成员都委托我们所打过大大小小的官司，无一例外都是要求我们帮助他们脱罪的。有一个人非常奇怪，她看起来像是石榴集团的一员，但是我们老板在这场官司中居然没有帮她脱罪。

渐渐地，我的心里实在承受不住道德的谴责，所以选择了离职。离职后，公司还给了我很大一笔费用，希望我不要和任何人提及我在这家事务所的经历，否则，老板将会命人追杀我。我没有收那笔费用，悄悄回到了我的老家。现在，我每日在家中待着不敢出门，也不敢报警，请制作组一定要想办法找到证据，并将这16个犯罪嫌疑人绳之以法！

以上。

举报人

2578年5月15日

读完举报信的内容后王元元又补充道："这位匿名举报人还附上了案件中这个未成功脱罪的人的照片和家庭住址，我们就不展示给大家看了，在明天的节目中，我们会根据这个地址调查清楚这封举报信的具体情况。"

想都不用想，这封信上写的应该是我的地址。

"差不多是时候离开了，博士。"许诺帮我关掉显示屏，接着转过头对我说，她嘴角上那颗小小的痣随着嘴唇的摆动上下跳动。

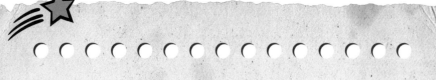

　　我依依不舍地看了一眼我身处的位置。在这个充满人体模型的工作室里，空间被各种尺寸和姿态的人体模型占据。这些模型有的站立，有的坐着，有的甚至悬挂在空中，它们以各种逼真的姿态展示着人体的结构和比例。灯光柔和地照射在这些模型上，使得它们的皮肤显得更加逼真，仿佛下一秒就会呼吸。工作室的墙壁上挂满了解剖图和设计草图，桌上散落着各种测量工具和绘图仪器，显示出这里是一个仿生人研发基地和艺术创作的空间。如果不是王元元和维基这两个半吊子侦探快要推理出真相了，说不定我还能和我的这些艺术品多待一会儿。窗外的夕阳正缓缓沉入地平线，天空被染上了一抹温柔的橘红色。

　　是时候离开这里了，我想。

危险程度：🍅🍅

某某公司公子被曝常年...

继承巨额家产

亲友评价颇高

石榴大学院亮藏了多少美女

人格：ESFP
职业：名媛

姓名：崔崔

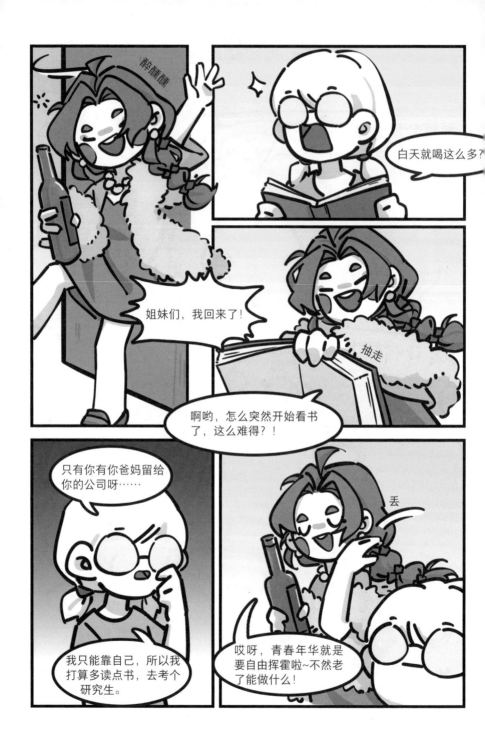

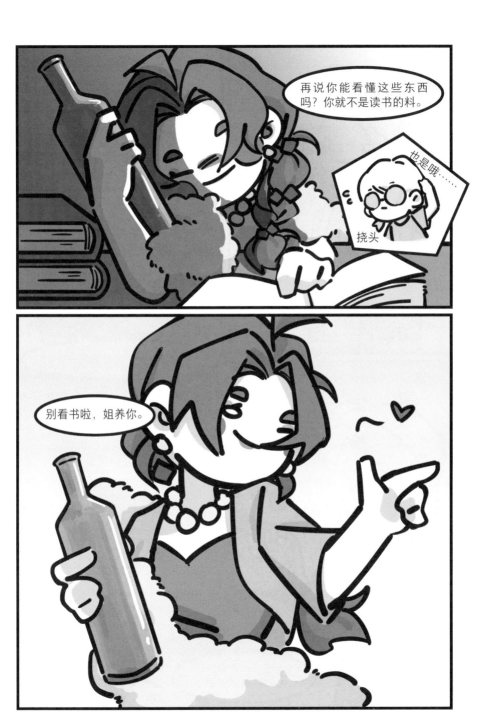

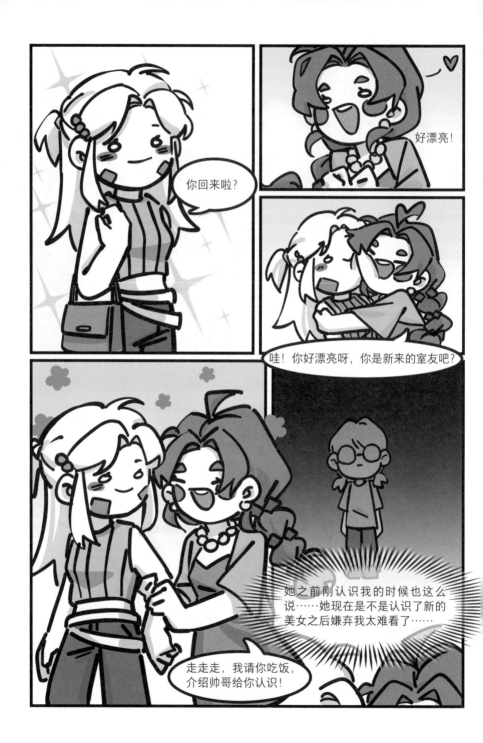

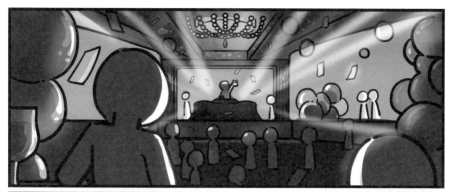

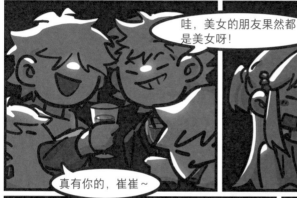

哇，美女的朋友果然都是美女呀！

也不看看老娘是谁！

真有你的，崔崔～

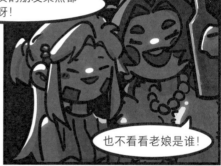

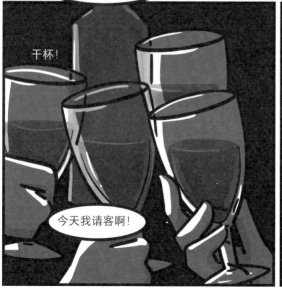

干杯!

今天我请客啊!

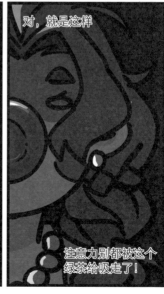

对，就是这样

注意力别都被这个绿茶给吸走了!

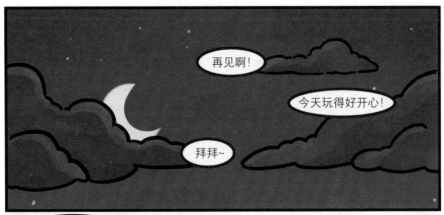

再见啊!

今天玩得好开心!

拜拜~

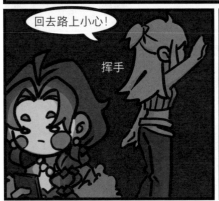

回去路上小心!

挥手

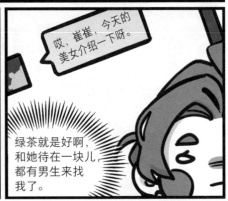

哎,崔崔,今天的美女介绍一下呀。

绿茶就是好啊,和她待在一块儿,都有男生来找我了。

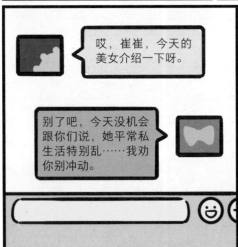

哎,崔崔,今天的美女介绍一下呀。

别了吧,今天没机会跟你们说,她平常私生活特别乱……我劝你别冲动。

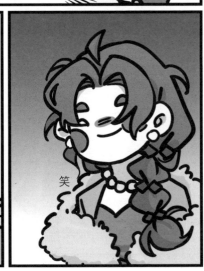

笑

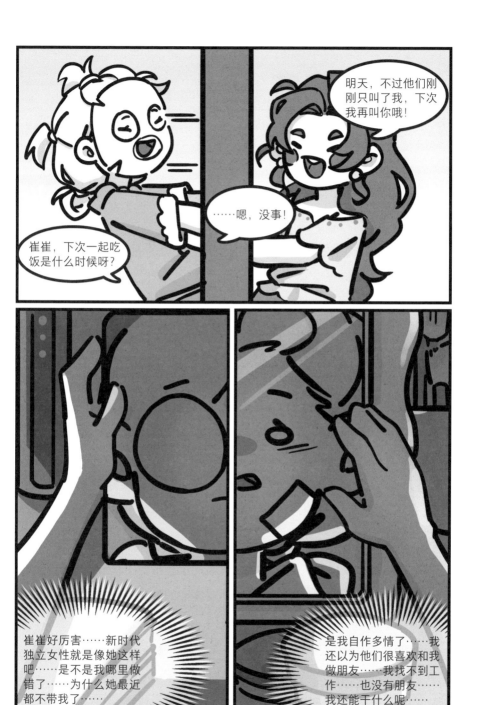

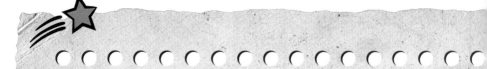

"蛇蝎美人都是危险的。"维基说。

王元元不知道从哪里也找了一件皮草大衣穿上并问道:"维基,你看我美吗?"

王元元圆润的脸颊上带着自然的红晕,眼睛大而明亮,睫毛扑闪扑闪地看着维基。维基白了王元元一眼,说:"咱们回到节目中好吧?"

"嘿嘿!"王元元吐了吐舌头,收起了调皮的姿态说,"那么话说回来,石榴集团中还有大学生?"

"别看崔崔只是一名大学生,她的能力可是一般人无法替代的。她凭借着自己的人脉和操控舆论的能力,帮石榴集团摆平了不少公关危机。"维基说。

王元元若有所思地点点头:"石榴集团不光因此有强劲的律师团队帮助他们逃避警察的追捕,还获得了广大不知内幕的人民群众的支持。这也是警方迟迟无法对石榴集团下手的原因之一。"

"网络上有许多传闻,说她是前任石榴集团幕后主使的女儿,马上要继承石榴集团了,我倒觉得这次网友的猜测不是没有可能。崔崔的家族是当地最大的飞船建造商,有庞大的资金去支撑和控制石榴集团。因为他们的财力实在是过于雄厚,从培养继承人的角度看,让自己的女儿从石榴集团的底层开始工作,锻炼她的意志倒也合情合理。"维基翻阅着一条条最新获得的信息,进行着严谨的推断。

我正坐在一辆磁浮车上观看这一期的节目;许诺坐在我身边。车子缓缓驶入隧道，周围的世界仿佛被一扇巨大的缓缓关闭的门囚禁了起来，光线逐渐暗淡，只剩下车厢内的灯光和窗外的黑暗。隧道内的回声伴随着列车的轰鸣，营造出一种神秘而紧张的氛围。

"她们说崔崔是幕后主使的女儿。"我扭头对许诺说。

许诺笑了笑说："她们在某种意义上也没说错，我们几个不都是您制造出来的吗？"

我也笑了笑，没回应她，扭头看向窗外，耳朵却继续听着节目。

"昨天夜里，我们登门拜访了上期粉丝提供的地址，遗憾的是，那里已经人去楼空了。"维基说。

"但是，我们查到了这间住址最近用火的证据，还在门框边发现了不少新鲜的剔蹭，说明这个人走得非常急。"王元元回应道。

"由于我们所有的信息都是绝对保密的，想必这个人是看到了我们的节目才会决定逃离那个地方。这更表明了这个人一定隐藏着什么秘密！"维基手指笔直地指向屏幕，坚定地说，那双深邃的眼睛里闪烁着不屈的光芒，仿佛能洞察一切，看透人心。

"如果你在看我们的节目，请准备好，我们要来抓你了。"维基铿锵有力地说。

我关掉了移动屏幕，手托着下巴陷入了沉思。

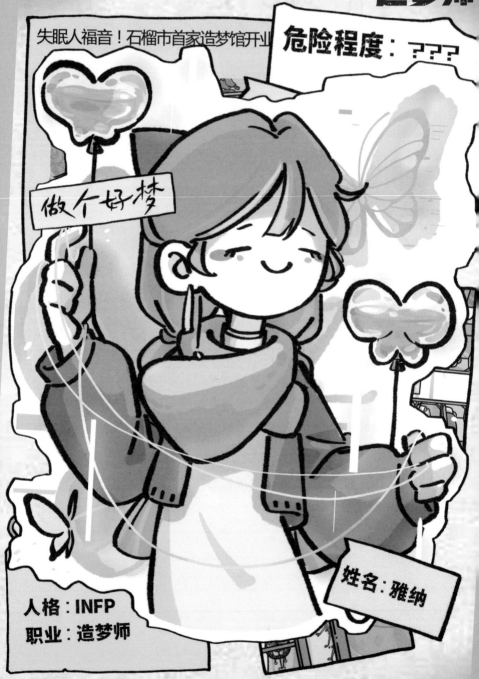

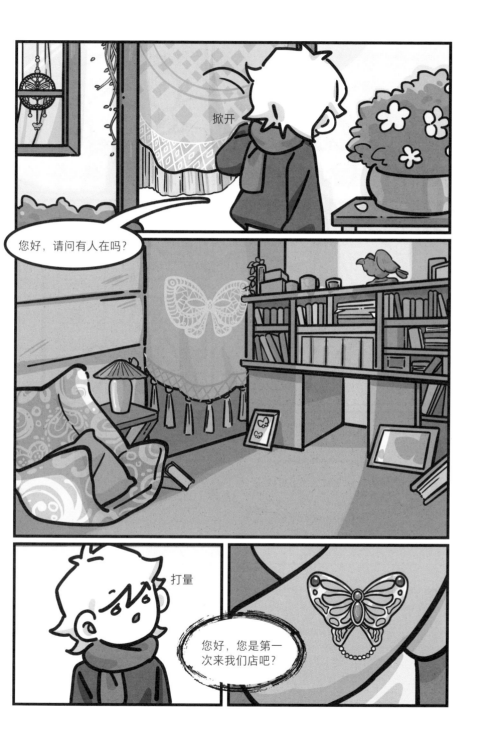

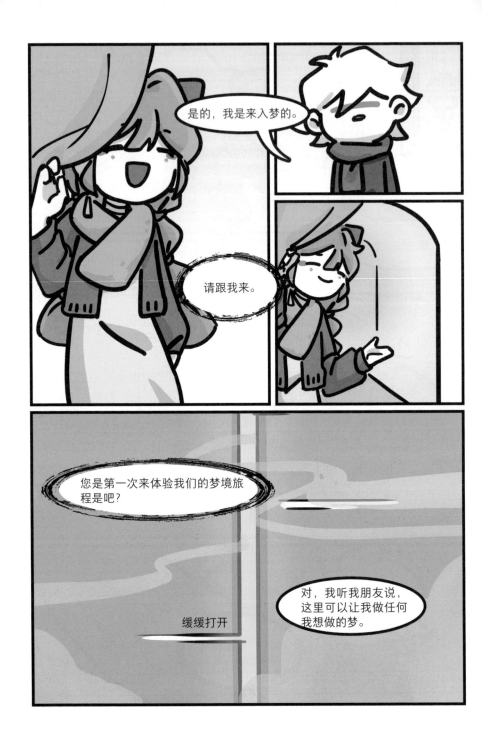

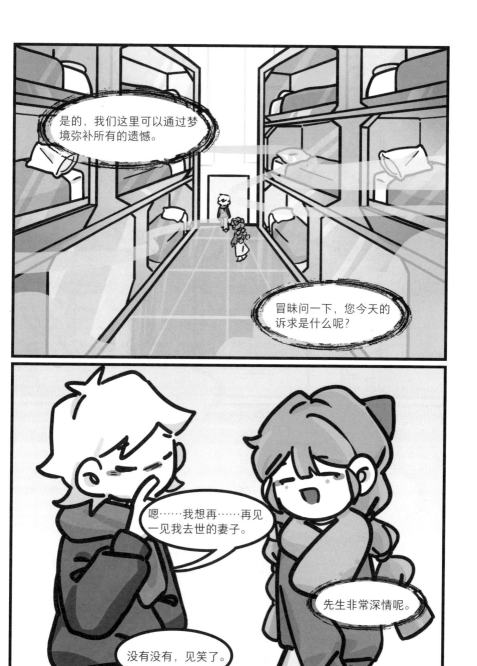

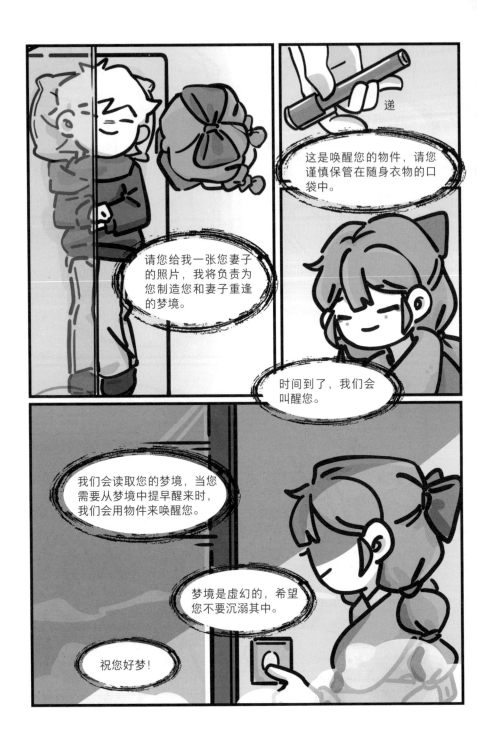

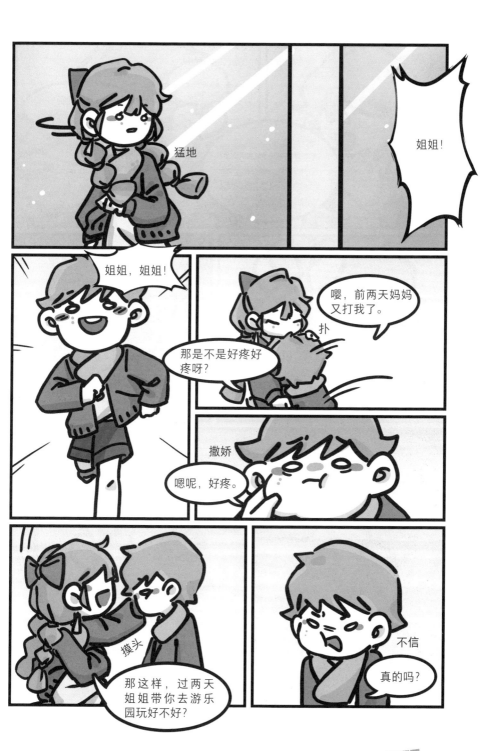

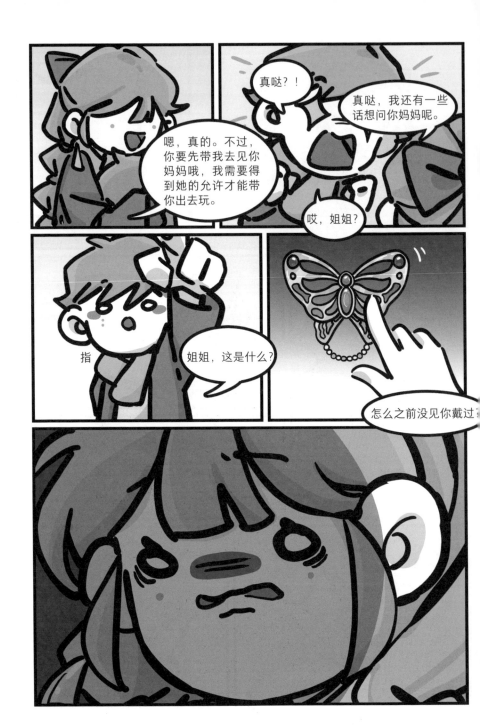

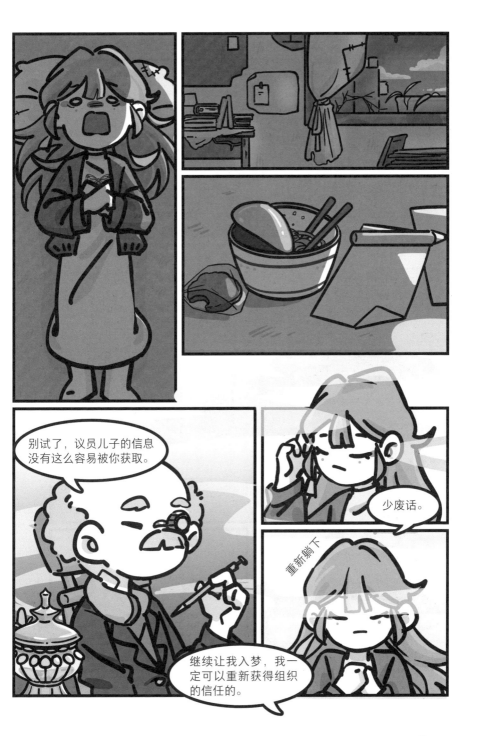

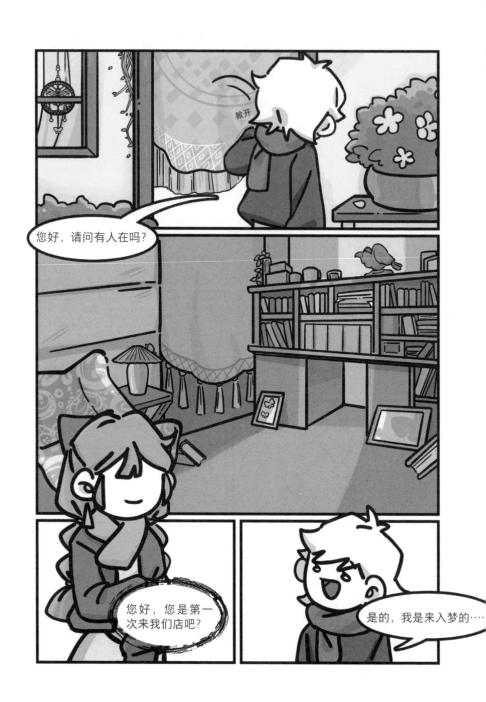

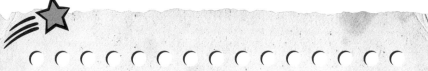

在这个充满涂鸦墙的街区，有一家破旧的吉卜赛风格店铺，它仿佛是从另一个时代穿越而来的。店铺的外观略显老旧，木质的门板和窗框上刻满了岁月的痕迹，但这些痕迹反而为这家店增添了一种独特的魅力。我与许诺一同走进了这家店，墙上挂着褪色的挂毯，能看出它曾经是五彩斑斓的，各种手工艺品和古董摆件随意地摆放在架子上，每一件都似乎有着自己的故事。店内的灯光柔和而昏暗，营造出一种神秘的氛围。

我闻着空气中弥漫着的淡淡的香草和皮革的味道，开口问道："有人吗？"

一位少女慢慢走了出来。她的头发呈现出一片浅浅的绿色，如同森林中静谧的湖水，在阳光下泛着神秘的光泽。这头长发柔顺而有光泽，轻轻垂落至腰间，随着她的动作轻轻摆动，仿佛是一条流动的绿色丝带。她的眼神清澈，透露出一种深邃的智慧。

"你们是谁？"这个少女开口问道。

"我们是来找你的，雅纳。"我微笑着回答她，接着说："我知道你失去了大部分的记忆，也因为无罪被警方释放了。"

雅纳警戒地看着我，说："你想要从我这里得到什么？"

"我是来带你离开这里的。"我回答。

雅纳仿佛在看一个精神病一样看着我。

"我是制造你的人。"说完，我静静地看着她，半晌后才继续说："除了你之外，我还制造了其他15个优秀的作品，你们是我毕生的骄傲。"

　　"现在有一群人可能即将要来到这个地方，并把你带走。所以，原谅我并没有太多时间和你解释。创造了你和其他15个史无前例的高级仿生人，我的梦想只是让大家的亲人都可以回到大家身边罢了！"随着话语的不断流淌，我感到自己的情绪逐渐升温，声音不自觉地提高了几分。每一个字都像是从内心深处爆发出来的，充满了力量和激情。周围的空气似乎也随着我情绪的波动，变得紧张而热烈。我接着说道："不过令我没想到的是，在做出你们之后，你们开始学会利用欺骗、暴力、PUA等犯罪方式达成你们的目的。我一开始真的是想靠自己的力量摆平这一切的，我动用了我所有能用的办法，也试图把你们关在笼子里面销毁。" 当情绪的洪流汹涌而来时，理智的堤坝开始崩溃。我的语速越来越快，声音越来越大，我说出的每个字仿佛都在空气中回荡，充满了力量。"但是没想到，你们还是逃出去了！" 在这一刻，我完全沉浸在了自己的世界里，所有的逻辑和冷静都被抛诸脑后，只剩下澎湃的情感在驱动着我。我在这段时间里所有的压抑和累积的情绪如同沉睡已久的火山突然爆发，喷涌而出。我的身体紧绷，呼吸急促，我正在与内心的风暴做斗争。

　　突然，门外一阵嘈杂声打断了我。

　　"经过调查，我们了解到造梦师曾经为石榴集团工作过很长一段时间。她当时专门负责帮助石榴集团把一些对集团有利的想法植入入梦者的脑海中，逐渐让他们无法分清现实和虚拟世界。" 维基的声音隐隐约约从门外传来。

"那么就让我们进门去拜访一下笔记中的造梦师吧！"这是王元元的声音。

门被缓缓打开，发出轻微的吱嘎声，打破了房间内的死寂。我感到一阵寒意从脊背升起，心跳加速，仿佛能听到自己的血液在耳边轰鸣。房间里的灯光昏暗，投射出长长的阴影，随着门的开启，一束光线刺破了黑暗，照亮了房间的一角。我紧握着双手，试图控制住自己的呼吸，但紧张感让我的手指微微颤抖。我知道，门外等待着的是不可避免的命运，而我，即将面对的可能是法律的制裁。在这个关键时刻，我试图在脑海中迅速回顾过去，寻找可能的出路；但现实却是如此残酷，我只能等待命运的裁决。

好像，我没有地方可以躲了。

真是讽刺，没想到会在这种情况下见到我最喜欢的两个主持人呢。

第十五章 ESTP 毒枭

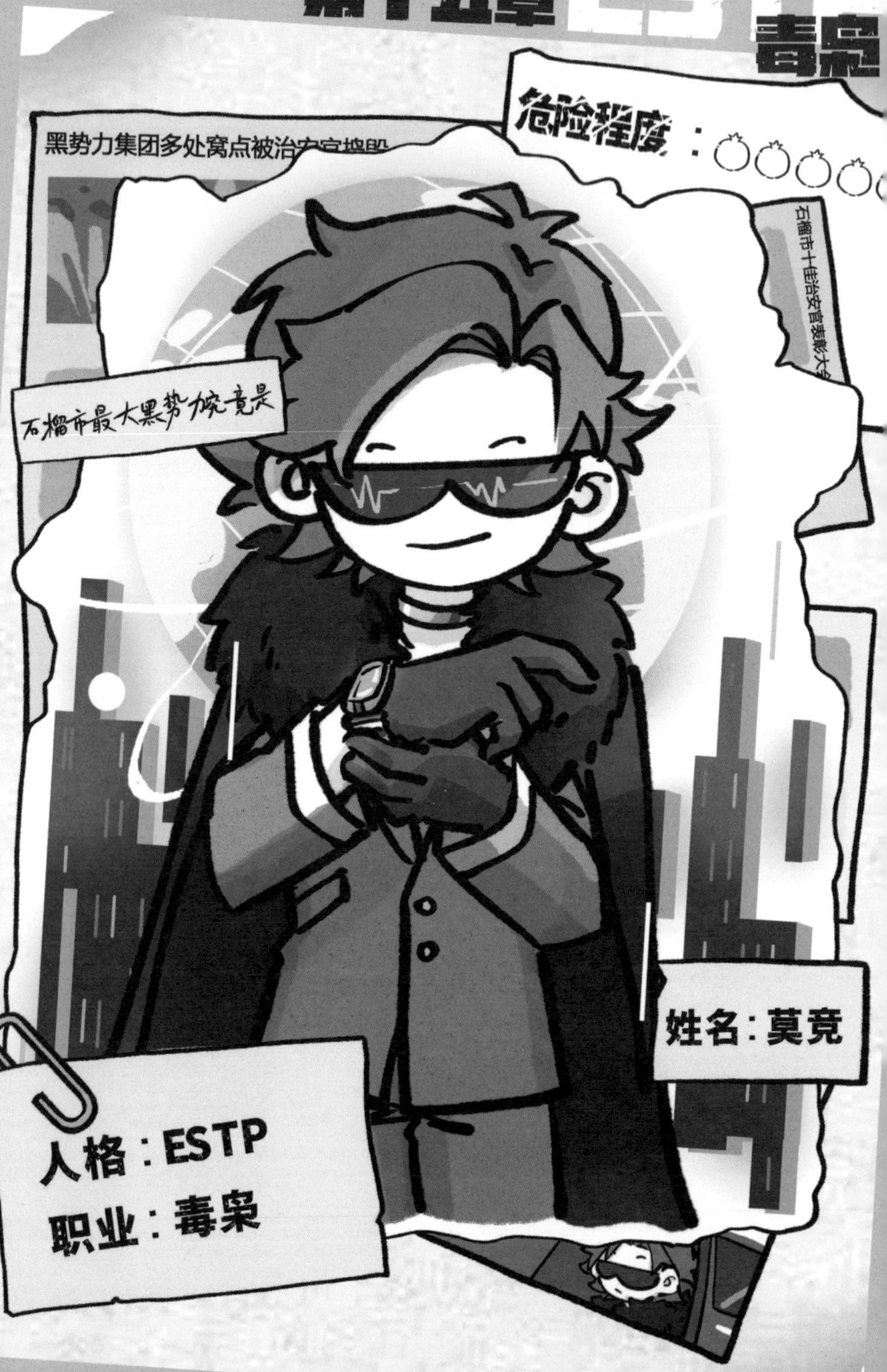
危险程度：
黑势力集团多处窝点被治
石榴市十佳治安官表彰大
石榴市最大黑势力竟是
姓名：莫竞
人格：ESTP
职业：毒枭

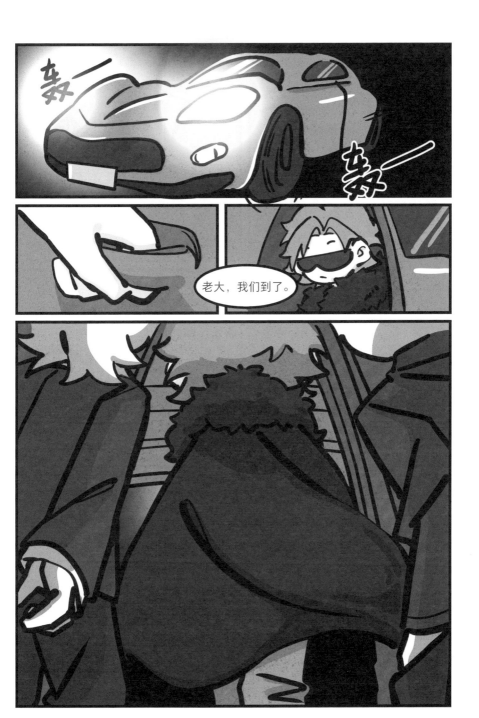

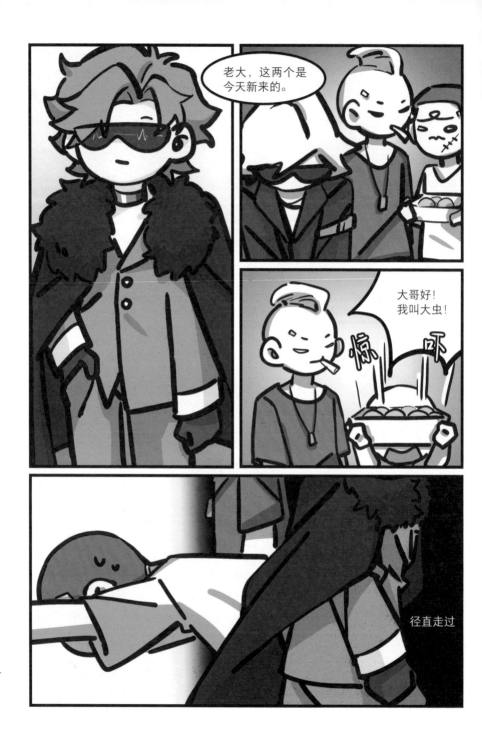

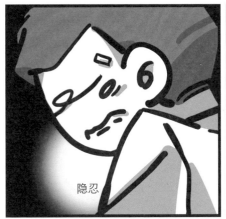

隐忍

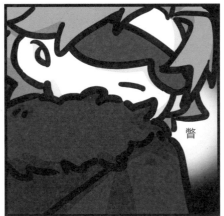

瞥

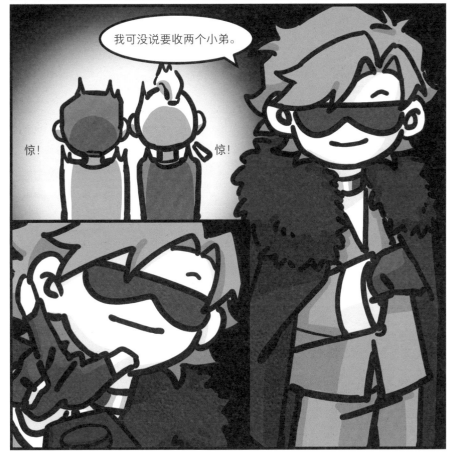

我可没说要收两个小弟。

惊！

惊！

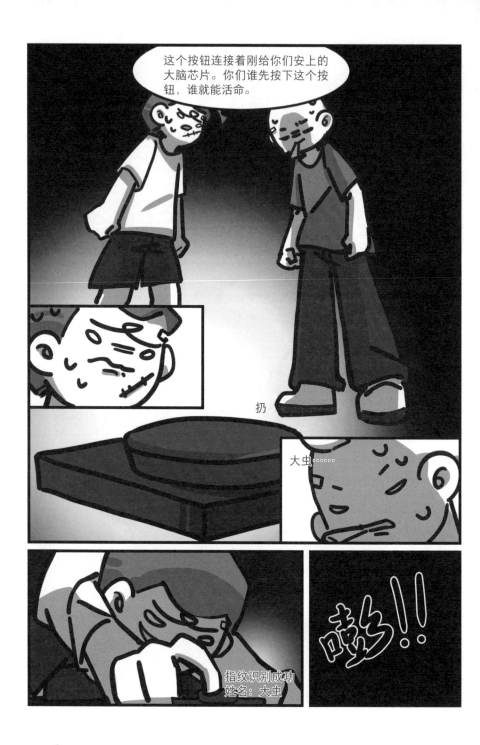

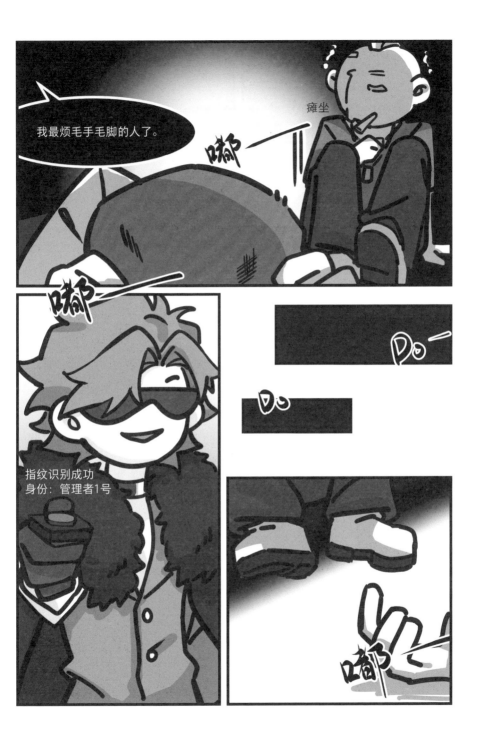

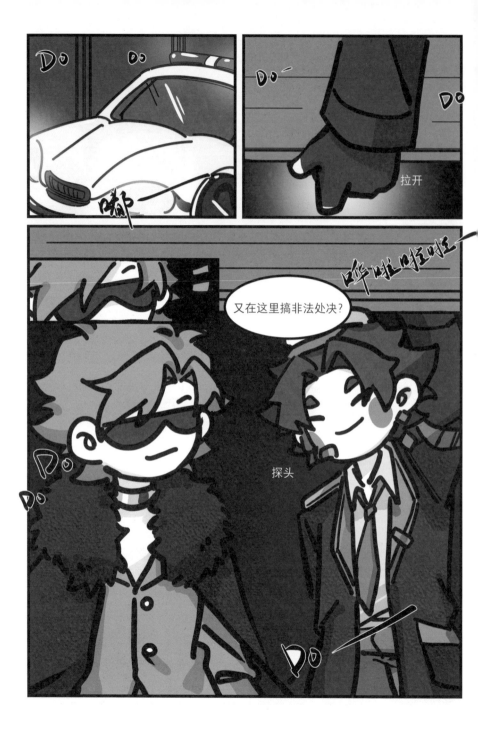

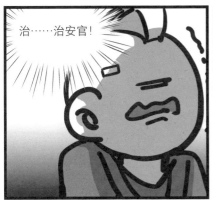

治……治安官！

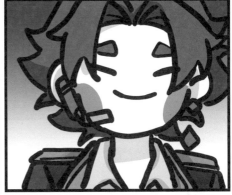

不，今天收了个新小弟。

揽住

今天来也没什么事，主要想跟你说一声，下周的慈善拍卖会邀请你做特约嘉宾了，到时候可别忘了啊。

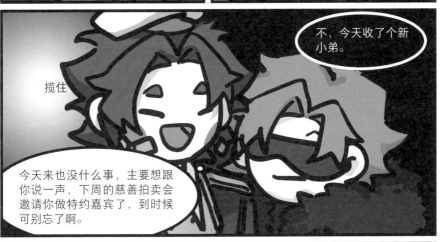

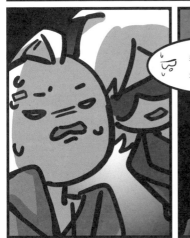

哈哈，放心，我一定去。

警察全是我们老大的人。

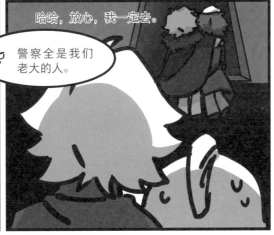

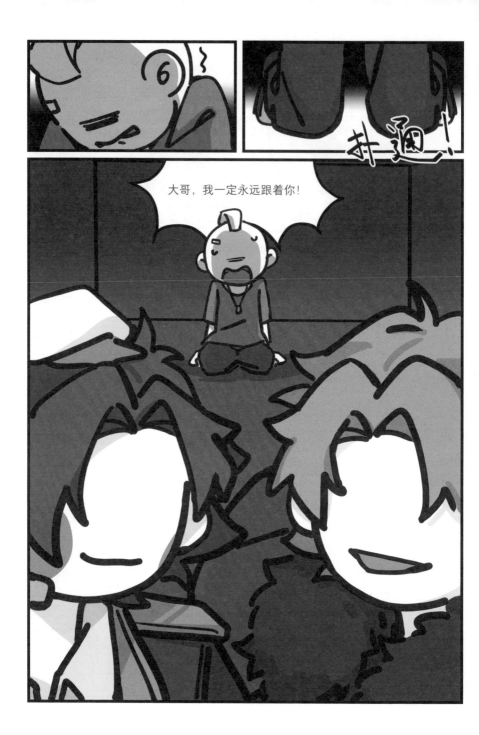

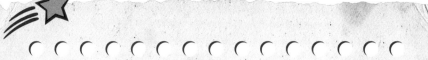

　　我、许诺、雅纳、维基和王元元，我们五个人围坐在圆桌前，气氛沉重而严肃。我坐在桌边，心中充满了不安，因为我即将面对审判。每个人的表情都很严肃，她们的目光锐利，仿佛能洞察人心。我深吸一口气，准备陈述自己的情况，试图解释自己的行为，同时在心中默默祈祷能够得到她们的理解和宽恕。圆桌上的灯光投射出我们的影子，每个人的动作都被放大，仿佛这场审判将决定我未来的命运。

　　"正如你们所见，他就是视频中你们要找的那位失踪的科研人员。" 许诺替我开口道，"而我，是他为了悼念他死去的龙凤胎妹妹而制作出来的仿生人。"

　　"等一下，等一下，所以科研人员一直都是男的?!" 我还是第一次在现场听到玉元元咋咋呼呼的声音，如果不是在这么紧张的气氛下，我可能会倍感亲切。

　　雅纳、维基和王元元的目光都集中到了我身上，等待着我的解释。我深吸一口气，试图稳定自己的情绪，然后开始缓缓地讲述，尽管声音听起来有些颤抖："是的，是我独自创造了16个包括许诺在内的高级仿生人。" "在成功制造了许诺之后，我接二连三地制作了15个仿生人，为了可以让他们回到亲人身边。但是我发现，好像是我把事情想简单了。" 我感到喉咙异常干涩，仿佛有一块石头卡在喉咙间，让我难以发声。我努力地吞咽着，但声音依旧沙哑，每一个字都像是从干涸的沙漠中挤出的水滴。"除了许诺之外，其他人都没有按照我设想的方向走，他们开始大规模地犯罪，甚至还希望仿生人可以统治世界。"说完，我的眼神黯然了下来。

"发现自己创造了这么多怪物，你没想过回收他们吗？" 维基直勾勾地盯着我，表情没有一丝仁慈。

我摇了摇头说："我试过了，在我还能控制他们的时候，我试图把他们关进笼子内销毁，但是我失败了。我甚至还买通了放哨人和拾荒者，只告诉他们我想要炸毁那栋大楼，让他们替我办事。实际上他们不知道，我还引诱了其他14个人到了那里，就是为了把他们抹除。"

"你知不知道你这种过激的行为还间接伤害到了很多人！" 维基一拍桌子站了起来。

"我知道，但是我实在是没有办法了，我只求这样可以彻底解决掉他们。没想到，他们还是都活了下来。" 在这个充满绝望的时刻，我的声音低沉而颤抖，每一个字都带着沉重的负担，像是从心底深处挤出来的。"走投无路的我，只能临时写一份笔记，半真半假地写下一些他们犯下的罪错，希望你们能帮我弥补我犯下的错。" 我此刻只有深深的无力感，仿佛所有的希望和梦想都被现实无情地击碎了。

"然而你没想到的是，我们在先知和守护使者的故事里找到了破绽，并顺藤摸瓜找到了你。" 维基说。

"所以雅纳的故事就是假的，她并没有犯任何PUA罪，对吗？" 王元元问。

"对，在爆炸案之前，雅纳只是在帮石榴集团做一些简单的入梦，把广告信息植入顾客的梦中而已。但是，最后两个故事不是我编的，是真实的。许诺打听到毒枭和治安官密谋了一场爆炸案，就是在慈善拍卖会上。" 我回答道，接着，我突然睁开眼睛，意识到了什么。维基和王元元的目光紧紧锁定在我身上，她们的表情显得有些呆滞，仿佛为我的话或者我的反应感到震惊。

"笔记中的慈善拍卖会是在什么时候举行？" 雅纳问。

"这周三。" 许诺替我回答道。

"这不就是明天吗？！" 王元元跳了起来。

"看来，现在不是录节目也不是给你定罪的时候了，我们得先去阻止这次阴谋。" 维基说。

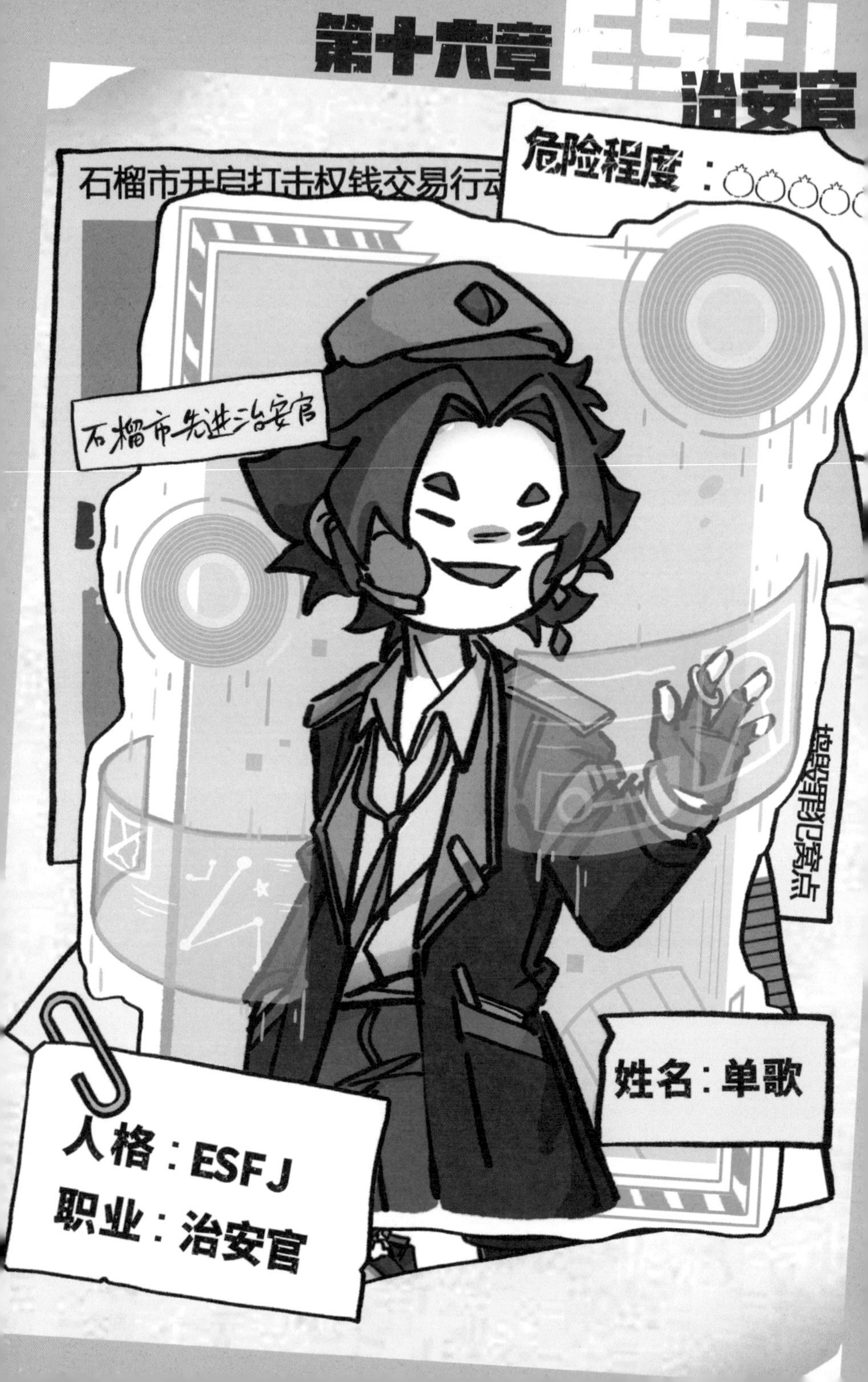

第十六章 ESFJ
治安官
危险程度：
石榴市开启打击权钱交易行
石榴市先进治安官
姓名：单歌
人格：ESFJ
职业：治安官

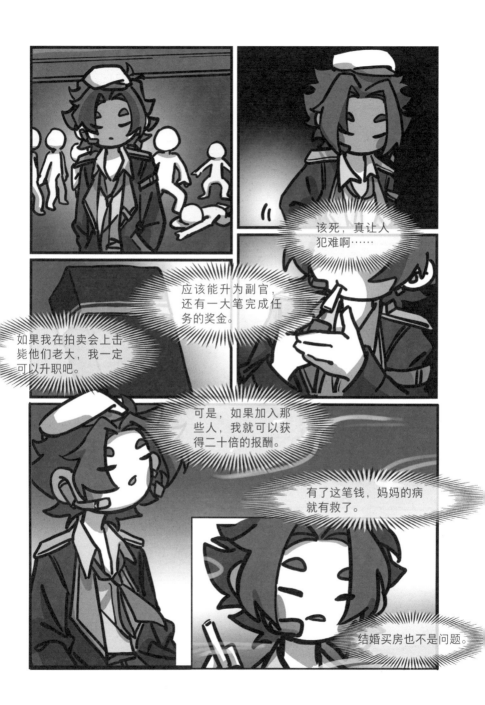

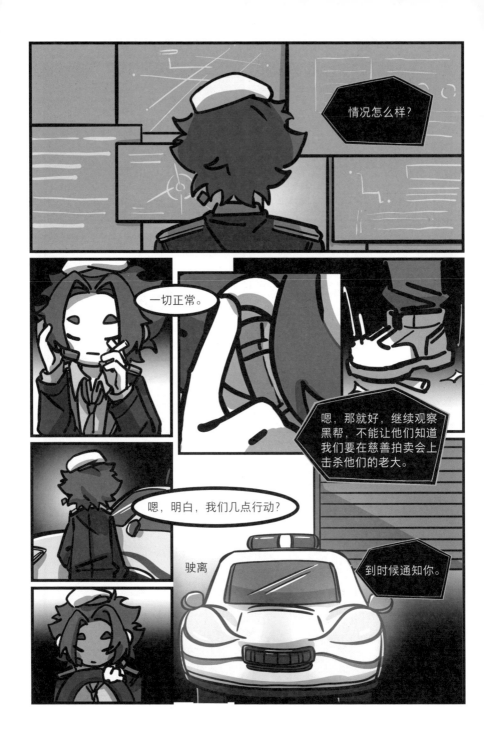

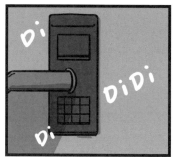

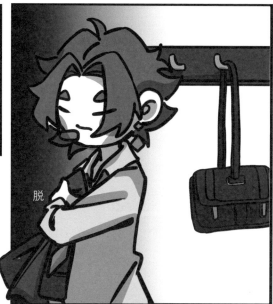

脱

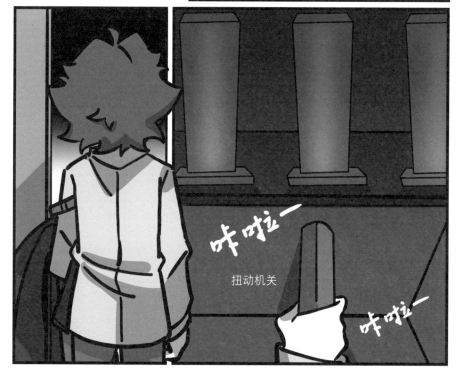

扭动机关

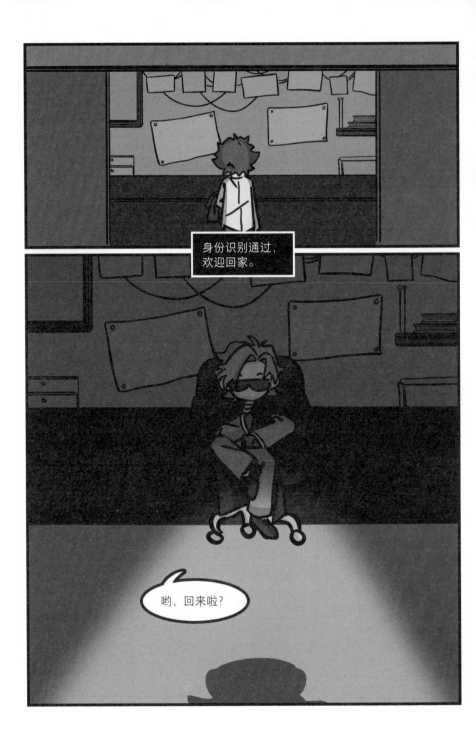

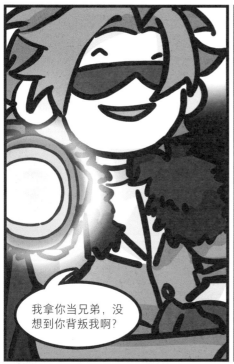

我拿你当兄弟，没想到你背叛我啊？

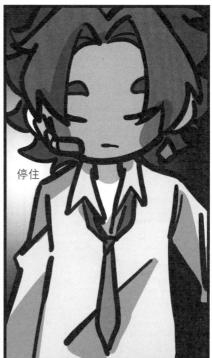

停住

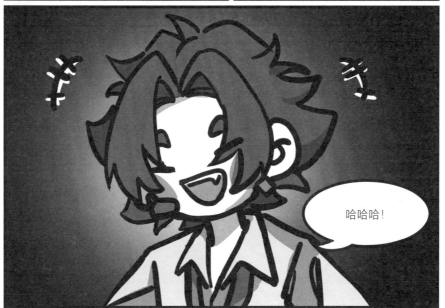

哈哈哈！

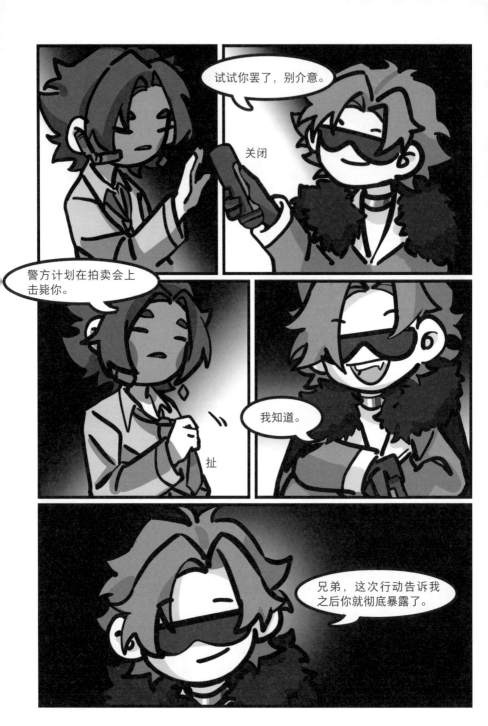

谁在撒谎？我的真相笔记

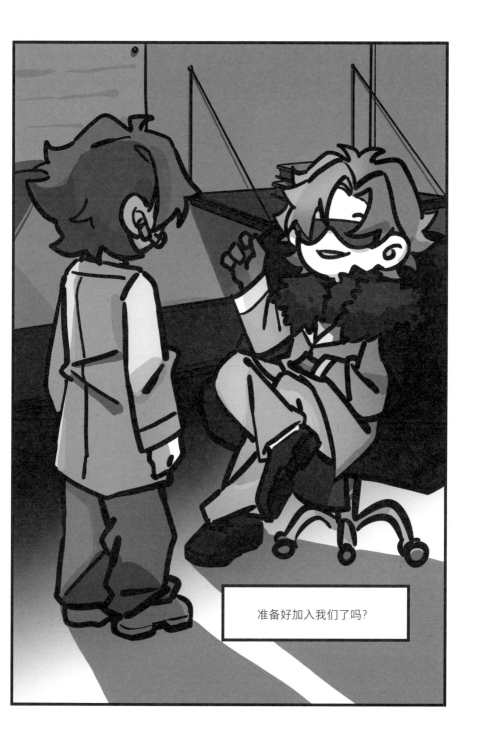

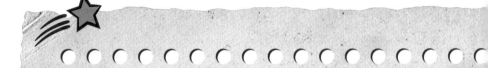

　　事情出乎意料的顺利，我们乘坐王元元和维基的飞车，迅速抵达了笔记中所说的小镇。在这个小镇的拍卖会现场，熙熙攘攘，空气中充斥着兴奋和期待的气息。然而，在这表面的热闹之下，一股不祥的气息悄然弥漫。人群中，突然出现了两个我无比熟悉的身影。在展台左下方的人正在与身边的人侃侃而谈，仿佛不知道有可怕的事情即将发生。他的头发是一抹亮眼的黄色，短而有型，是精心打理过的，每一根发丝都散发着自信的光芒。他的脸上戴着一副款式经典的墨镜，镜片反射着周围的光，为他增添了几分神秘感。

　　他，正是笔记中的毒枭。

　　站在他身旁的，则是笔记中的治安官。治安官的脸上挂着自信的微笑，眼神坚定而深邃。他身着一件剪裁合体的警服，领带的结打得恰到好处，既不过于正式，也不显得随意，展现了他对于细节的注重。他手提一个黑色的公文包，想必那就是炸弹了吧。作为一个治安官，最终反而选择用这种方式去伤害自己保护的人类。

　　不愧是我创造出来的艺术品……想着，我下意识扭头看了一眼王元元和维基。她们的注意力并不在台下，而是在人群中。她们互相交换着眼神，脸上挂着一种混合着焦虑和期待的表情。焦虑来自对目标的不确定，她们甚至不确定是否真的能在这片人海中得到她们想要的结果；期待则是因为她们知道，一旦她们找到毒枭和治安官，就可以对抓获石榴集团做出巨大的贡献，这也是我所期待的。

　　"你期待石榴集团被一网打尽吗？"突然，一个奇怪的声音出现在了我的脑海中。这个声音听起来既陌生又熟悉，仿佛是从我内心深处的某个角落传出的。这个声音继续说："你真的甘心你的艺术品们被这样摧毁吗？那可是你毕生的心血。"

我感到一阵寒意，心跳突然开始加速。身边的许诺可能是看到我脸色不对，向我投来了关切的眼神。我摇摇头，冲她挤出一个微笑表示无碍。

"放任他们继续这样下去其实也没有什么不好的，反正人类也无药可救了。"那个声音却没有放过我，继续在我脑中喋喋不休。"你不是想要得到大家的认可吗？你不是因为对人类彻底失望了才开始制作仿生人的吗？怎么，现在懦弱到连保护你自己创造出来的艺术品的勇气都没有吗？"

我深吸一口气，闭上眼睛，试图平复心中的波澜。这个声音并非来自外界，而是来自我自己内心的恐惧和贪婪。或许是因为终于有了一切要结束了的预感，这个声音猝不及防地出现在我心里。是啊，我曾经非常努力地生活，但并不是所有的事情都和我想的那样顺利。我站在人生的十字路口，每一次选择都像是在悬崖边缘试探。每当我试图迈出一步，似乎总有一股无形的力量将我拉回原地，让我感到无力和恐惧。我到现在都还记得在绝望中我制造出许诺的那种喜悦感，我以为我真的为我自己的人生做了一次正确的决定。没想到，这一切只是噩梦的开始。或许，我不该阻止石榴集团做的事情，说不定这样才是对的选择。

我看到不远处，维基和王元元在朝我走来，她们眼神迷茫，显然是被人群阻碍了视线。

王元元走到我跟前，着急地拽着我的手臂问我："你找到他们了吗？"

"我告发石榴集团所有的事情，然后呢，我会怎么样？"我沉浸在自己的世界中，在心里嘀咕。

维基大喊着："快找啊，时间要来不及了，大家都有可能死在这里！"

"我可能会被抓起来，并且在监狱中度过一生吧。"我继续自言自语。

随着拍卖会的进行，一件件物品被展示出来，竞价声此起彼伏。远处，一黄一蓝的身影缓缓走向展台，一切即将爆发。

我想为自己的冲动活一次。

"他们在那里！"我高声喊，用尽了我最后的勇气。在我喊出口的这一刻，我知道，我做了我人生中第一个正确的选择。

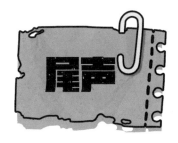

随着周围警笛声响起，我心想：终于结束了。

在这个没有月亮的夜晚，我终于迎来了我的结局，仿佛是命运的闸门，将我与这个世界的喧嚣和平静隔绝。我的内心，如同一片被风吹过的荒原，荒凉而寂静。我试图在这片荒原上寻找一丝生机，却发现自己的脚步声在空旷中回响，显得格外孤独。

我闭上眼睛，试图在记忆的深处寻找那个让我陷入此刻的转折点。是那个决定性的瞬间，还是一连串微不足道的选择累积而成的必然？我仿佛听到了时间的河流在耳边低语，它告诉我，每个人的生活都是由无数个选择编织而成的，而我，只是不小心踏入了某个错误的节点。

我闭上眼睛，深呼吸，准备迎接即将到来的一切。

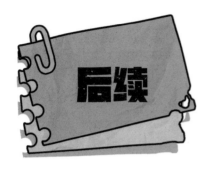

后续

在那个清晨，阳光透过窗棂，洒在了那张我曾无数次凝视的书桌上。我坐在桌前，手中握着那本记录了我所有罪行的笔记本，笔记本中的每一页都像一面镜子，映照出我内心深处最隐秘的角落。我一页一页地翻阅，每翻过一页，就像是在与过去的自己对话，每一次对话都让我更加清晰地看到自己的错误。

我完成了我的赎罪，这不仅仅是对外界的补偿，更是对自己灵魂的净化。我将那些沉重的负担、那些曾经让我夜不能寐的罪恶感一一卸下。我学会了宽恕自己，就像宽恕那些曾经伤害过我的人。

我站在窗前，望着外面那个熟悉而又陌生的世界。我知道，从今往后，我将以一个全新的身份生活。我不再是那个被过去束缚的人，而是一个拥有新故事的旅人。我将带着这份赎罪后的平静，继续我的旅程，去寻找那些未知的可能，去创造新的记忆。

我从未感到过如此自由。